10代から
知っておきたい
メンタルケア

しんどい時の自分の守り方

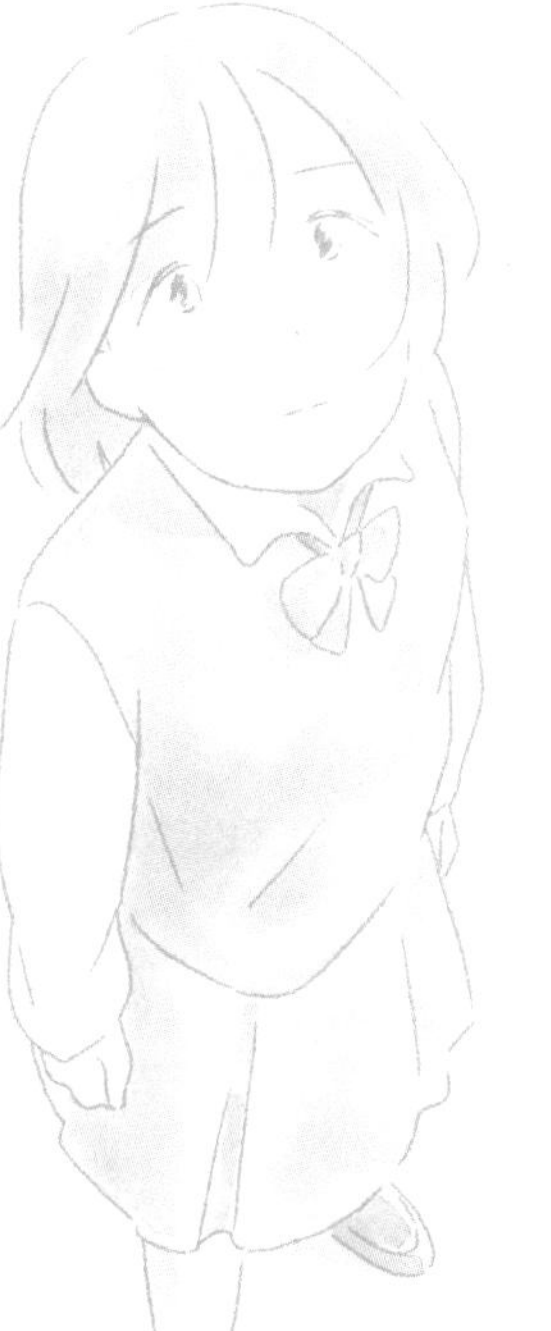

増田史 著

ナツメ社

はじめに

私は精神科医をしています。しんどい時に読み始めてくれたのに申し訳ないのですが、少し、昔話をさせてください。正直、わたしが子どもだった頃を思い出してみても、いい思い出はあまりないのです。もっと正直に言うと、二度と子どもには戻りたくありません（子どものみなさん、ごめんなさい）。だって、自分では何もできないという無力感*や、大人から突然怒られる恐怖*で、いつもビクビクしていましたから。

とくに中高生の頃が一番しんどかったと思います。自分は何のために生きているんだろう、という思いがずっとありました。哲学の本をいろいろ読み、自分なりに「生きていることに意味はない」という結論にたどり着いてからは（今はもう少し複雑な思いを持っています）、多くのことが虚《むな》しくなりました。学校を休んだり、死にたいと思ったり、自分を傷つけることもたびたびありました。

私は運動が苦手*で、分厚いメガネをかけていて容姿にも自信がなく*、ほかのみんなのように夢中になれることや趣味もありませんでした。友達関係でも無視されたとか、仲間に入れなかったとか、友達がいじめられているのを見ても何もできなかったとか、毎日何か小さなことに傷ついていたように思います。

学校では主に学業成績が評価される*ことになっているので、とりあえず目の前の課題を言われるがままにこなしていました。そうすると今度は学業成績をキープすることだけが唯一の自分の存在意義になってしまい、これを失ったら壊《こわ》れてしまうんじゃないか*、くらい思い詰めることになってしまいました。

（先ほどから「＊」というマークは何か気になった人もいると思いますが、これは今振り返ると「大人の都合で、そのように思わされていただけだな」と思う事柄です。でも当時は、ただ必死だったので、わかりませんでした）

その後大きくなり、紆《う》余《よ》曲《きょく》折《せつ》を経《へ》て精神科医になり、中高生の方と接する機会が多くありました。私にしてみたら、今の子どもたちは本当に聡明です。大人が間違っている部分をきっちりととらえていたり、自分に害をなすような場所からしっかり距離を取っていたり。でもそれと同時に、世代が変わっても変わらないしんどさの種類ってあるんだな、とも思っています。

最近は、新型コロナウイルス感染症の影響もあって、心の不調を訴える人がより増えています。学校が休校になったために家にいることが増えて、親子関係がぎくしゃくしたり、もともと学校にいづらく感じていた人は、久々の登校で余計に学校に行くのが怖くなったり、といった問題もあります。

今は本当に大変な状況で、これまでの考え方が通用するとは限らない時代になってきたともいえます。

この本では、主に自分でできる心のケアについてお話ししています。でも、自分では手に負えないことも多々あります。そのときはどうか専門家を訪ねてください。いきなり精神科の病院の扉をたたくのが不安なら、ほかの相談機関を頼ってみてください。この本には、その方法や連絡先も紹介しています。

ちなみに私は今でも大変打たれ弱く、精神科に通院していた時期もあり、定期的にカウンセリングにも通っています（今もなお、このような本を出していいのかヒヤヒヤして不安でいっぱいではありますが（いまもそうです）。この本でご紹介したような考え方の工夫や行動の工夫を駆使して、日々を過ごしています。

最初に、「二度と子どもには戻りたくありません」と言ってしまいました。でも、このままでいいとは思っていません。「二度と子どもには戻りたくない」とは思わない世の中のほうがいいです。どんなに弱っちくて泣き虫な子どもだったとしても、心の底からのびのびできるような世の中のほうがいいです。そのために自分のできることをしようと思っています。そういう世の中で大きくなった子どもたちは、きっと自分のこと、そして自分たちのことを、まっすぐに大切にできるでしょうから。

増田　史

今、困っている人へ

この本を読み始めたけれど、「しんどい」原因が明らかに外部にある人、たとえば

- お金がない
- 寝る場所がない
- ご飯を食べられていない
- 自分、もしくは家族の誰かが暴言や暴力を受けている

などの場合は、まずは警察や近くの児童相談所、または人権相談窓口に相談しましょう。

また、体がどうしてもしんどい場合や痛みがある場合は、まず小児科か内科を受診することをすすめます。体の病気がないか診《み》てもらいましょう。

そして気持ちがしんどい場合でも、そのせいで2週間以上ご飯が食べられない、2週間以上寝られない、または2週間以上お風呂に入っていないという場合は、まず本を読む前に精神科か心療内科を受診することをすすめます。

治療法があります。

いきなり病院に行くのは……と不安な方は、まず、第4章の175ページから読み始めてみてください。

はじめに……… 2
今、困っている人へ ……… 7

第1章 しんどさの理由を知ろう……… 13
どうしてこんなにしんどいの?……… 16
友人関係がしんどい ……… 19
SNSがしんどい ……… 23
親子関係がしんどい ……… 32
学校がしんどい ……… 41
大人になるのがしんどい ……… 46
「男らしく、女らしく」がしんどい ……… 54
こんな時はSOSを出そう ……… 59

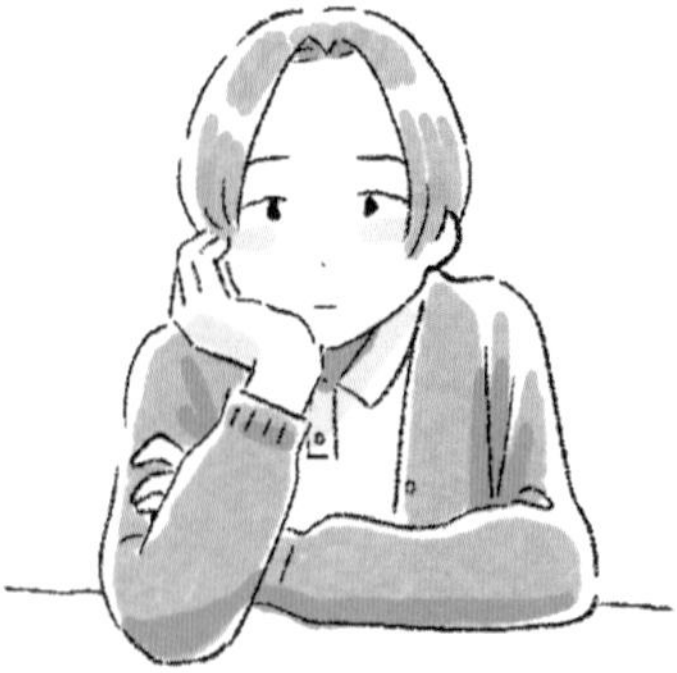

第2章 しんどさの原因から自由になろう………63

友達は多い方がいい？………67
親孝行しないといけない？………73
大人の言うことは正しい？………76
途中でやめるのは根性なし？………79
耳の痛い忠告はありがたい？………82
外見のことを言われるのは自分がダメだから？………85
がまんはカッコいい？………90
ゲームやアニメばっかり！ そんなことより勉強しなさい………95
学校に行かないと大変なことになる？………100
将来の夢や目標はしっかりもっておくべき？………106
パートナーの言うことは聞かなきゃいけない？………109
落ち込んだ姿を見せるのはカッコ悪い？………114
甘えたら負け、一人でやれ………118
相手の気持ちを考えなさい………120

第3章 しんどさを手放しラクに生きるスキル……125
スキル1 セルフモニタリング
「できごと」そして「自分」を観察してみよう……129
スキル2 マインドフルネス 観察したものを、眺め、味わい、手放そう……133
スキル3 PCOP《ピーコップ》 「心のお助けノート」を持つ……136
COLUMN ほかにもこんなコーピング……164

第4章 SOSを出すスキル……165
スキル1 自分以外の誰かにSOSを出す……166
スキル2 外のコミュニティに仲間を見つける……173
スキル3 専門医に相談する……175
COLUMN こんな症状があれば早急に受診を……182
スキル4 正しく主張する方法を知る……189

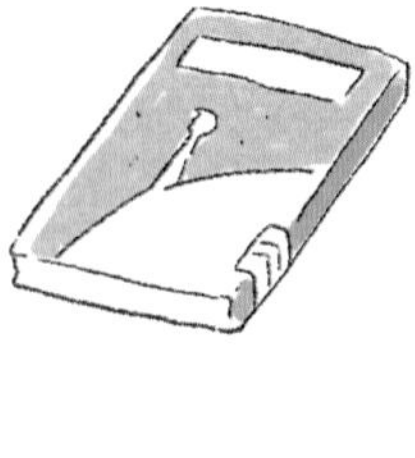

Q&A　そのしんどい悩み、お答えします！……199
集団行動がしんどいです……200
クラスで浮いている自分が嫌……202
パートナーが自分以外の人と話すのがムカつく……204
やりたいことが見つかりません……206
学校に行けない私はわがまま？……208
父にいじめられる母が心配……210
自分の〝性〟がしんどいです……212

おわりに……220
参考文献・参考資料……222
悩み相談　連絡先一覧……223

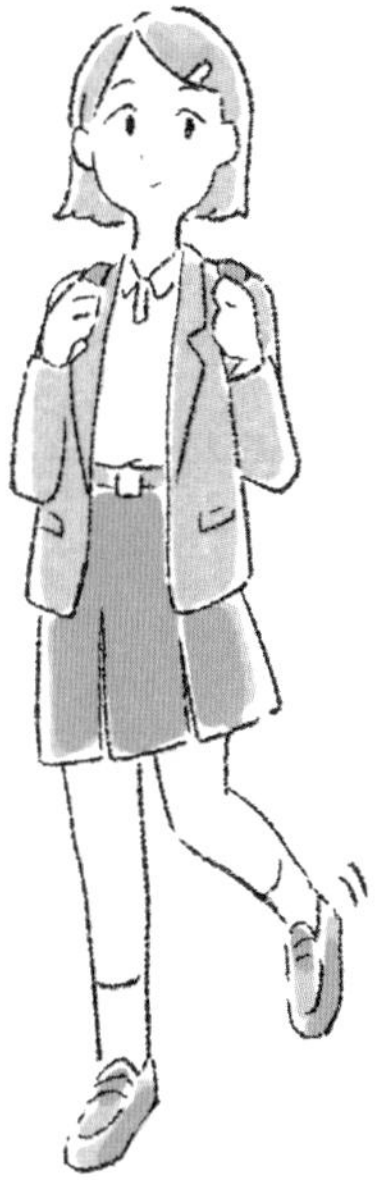

みんなが
しんどさを手放して
のびのびと
ラクに生きられ
ますように……

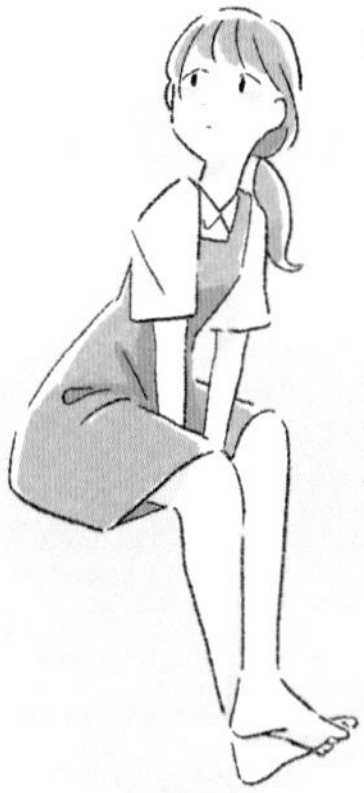

※データ等の出典や参考文献は、本文中に(注1)のように示し、巻末にまとめてあります。
※この本の内容は著者の個人的見解に基づくものであり、所属組織とは一切関係ありません。

第1章 しんどさの理由を知ろう

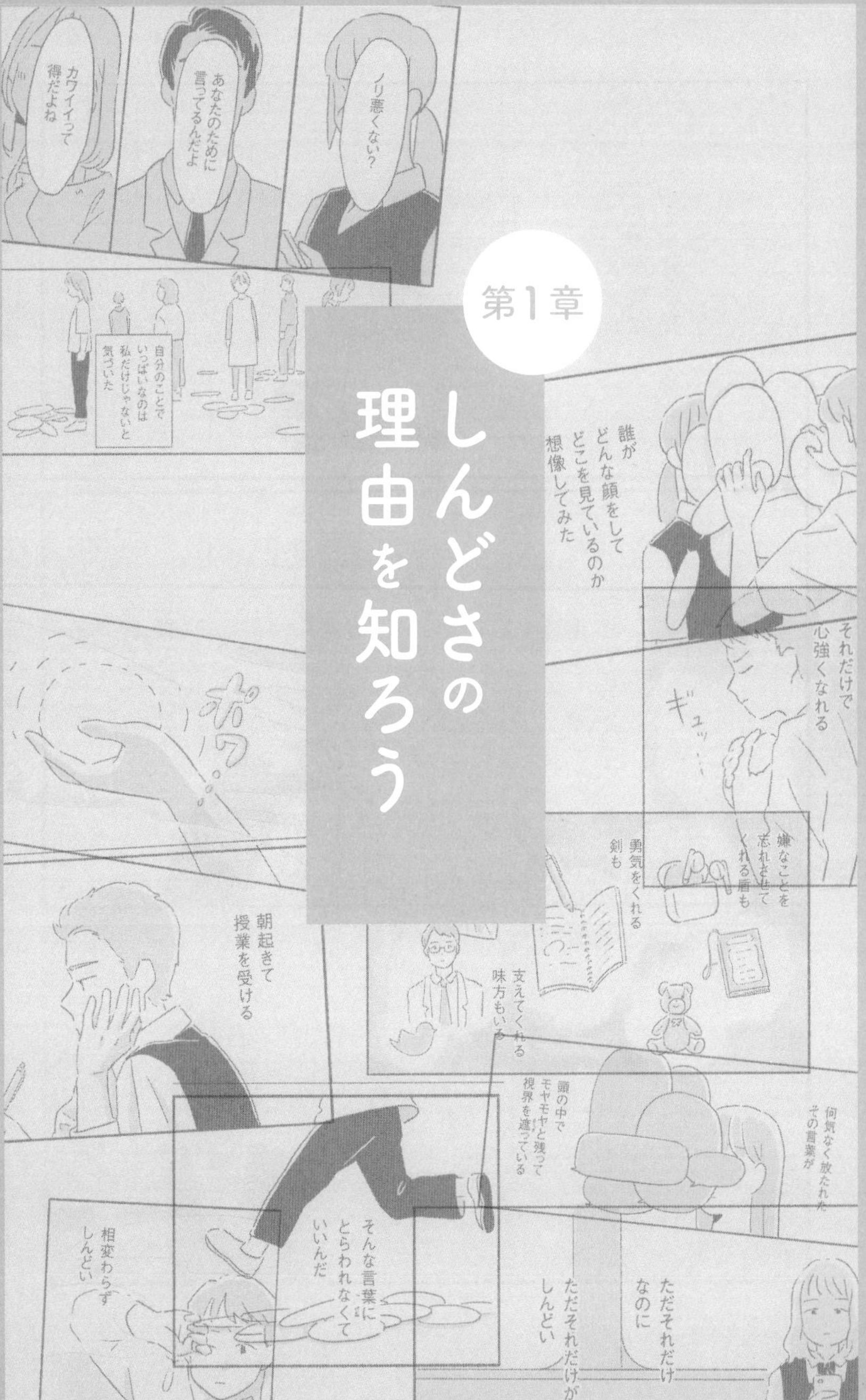

ノリ悪くない?
あなたのために言ってるんだよ
カワイイって得だよね
誰がどんな顔をしてどこを見ているのか想像してみた
自分のことでいっぱいなのは私だけじゃないと気づいた
それだけで心強くなれる
ギュッ…
ポワ
嫌なことを忘れさせてくれる盾も
勇気をくれる剣も
支えてくれる味方もいる
朝起きて授業を受ける
何気なく放たれたその言葉が
頭の中でモヤモヤと残って視界を遮っている
ただそれだけなのに
ただそれだけがしんどい
そんな言葉にとらわれなくていいんだ
相変わらずしんどい

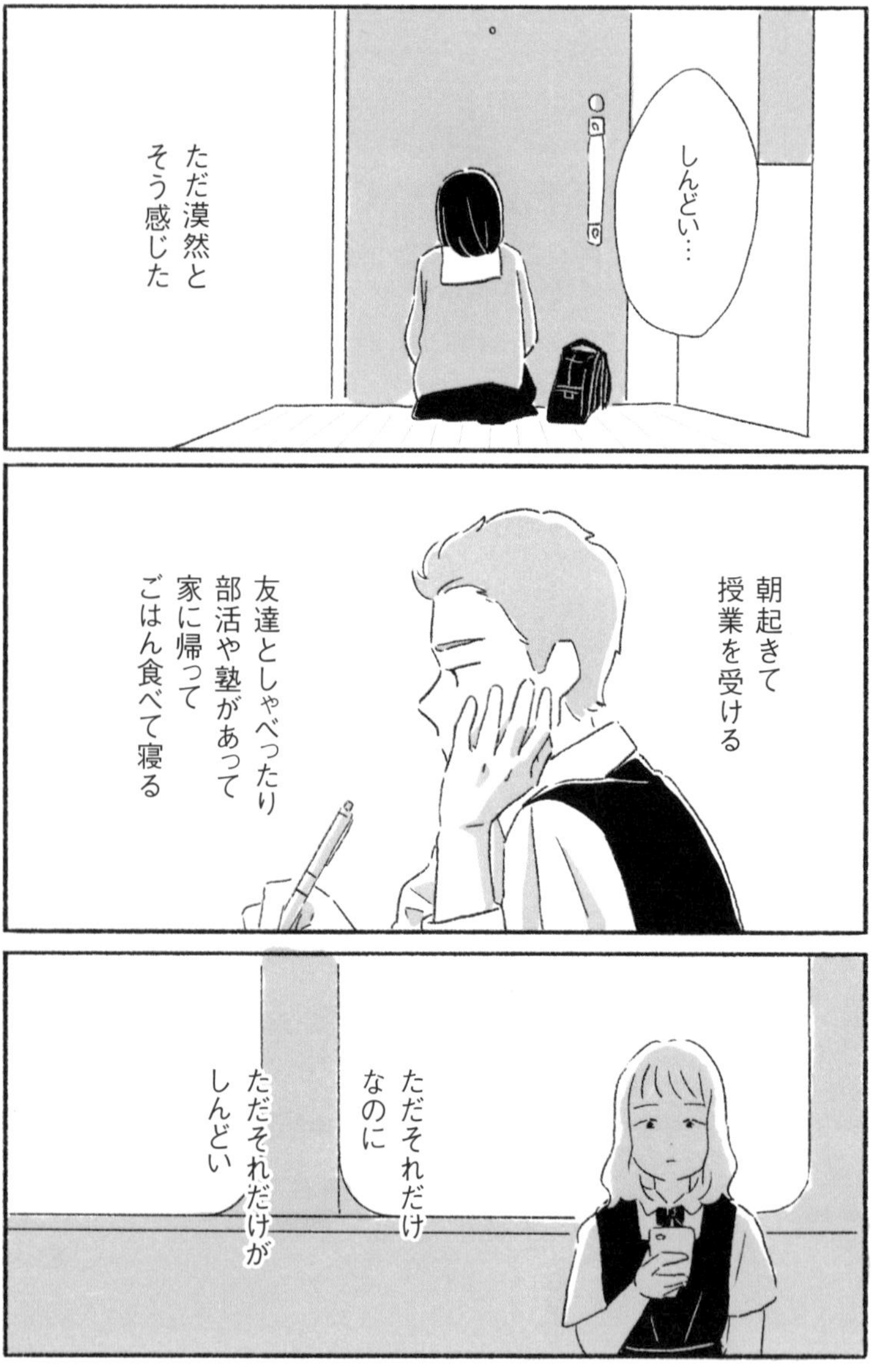
しんどい…
ただ漠然と
そう感じた
朝起きて
授業を受ける
友達としゃべったり
部活や塾があって
家に帰って
ごはん食べて寝る
ただそれだけ
なのに
ただそれだけが
しんどい

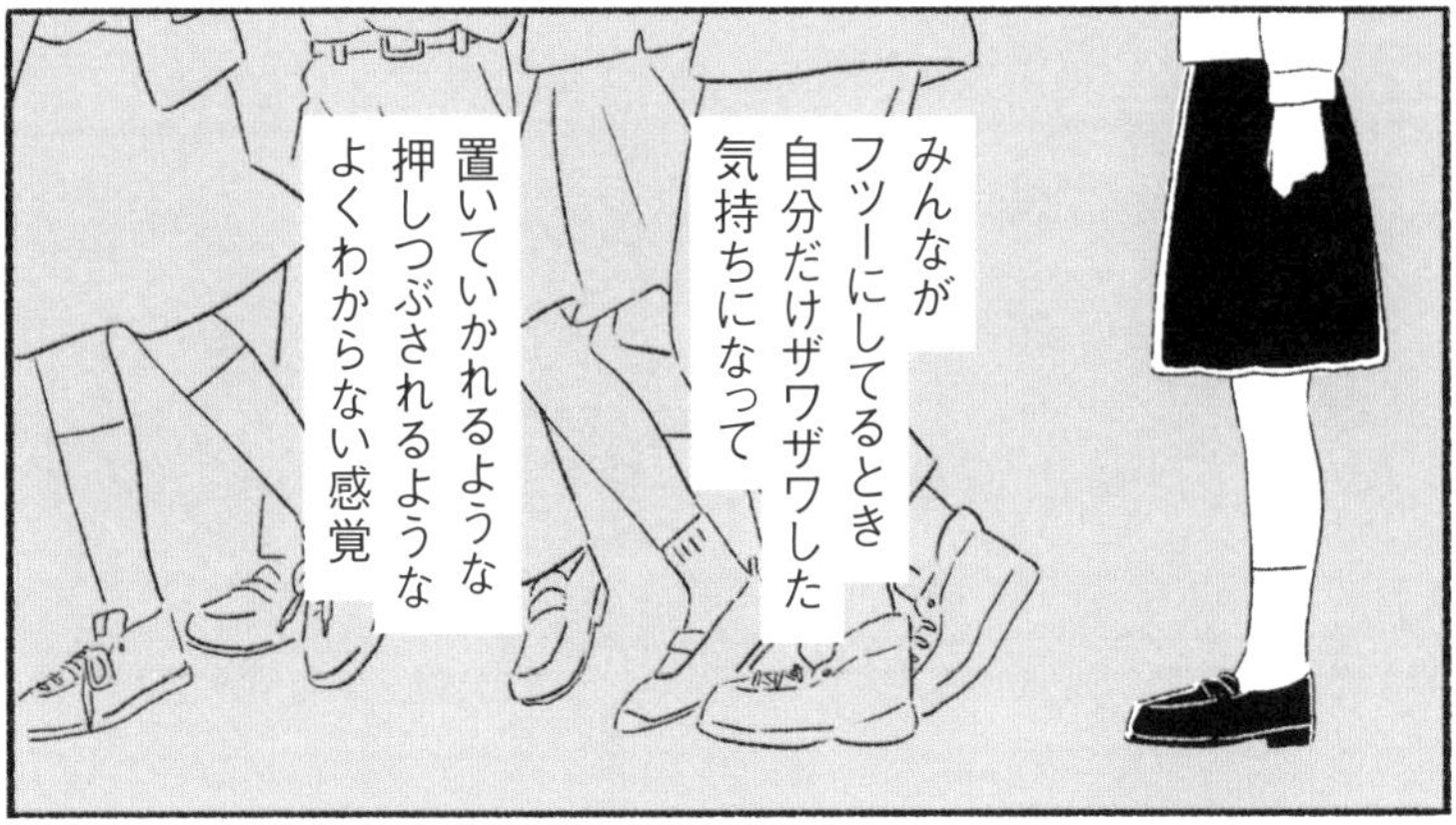
みんなが
フツーにしてるとき
自分だけザワザワした
気持ちになって
置いていかれるような
押しつぶされるような
よくわからない感覚

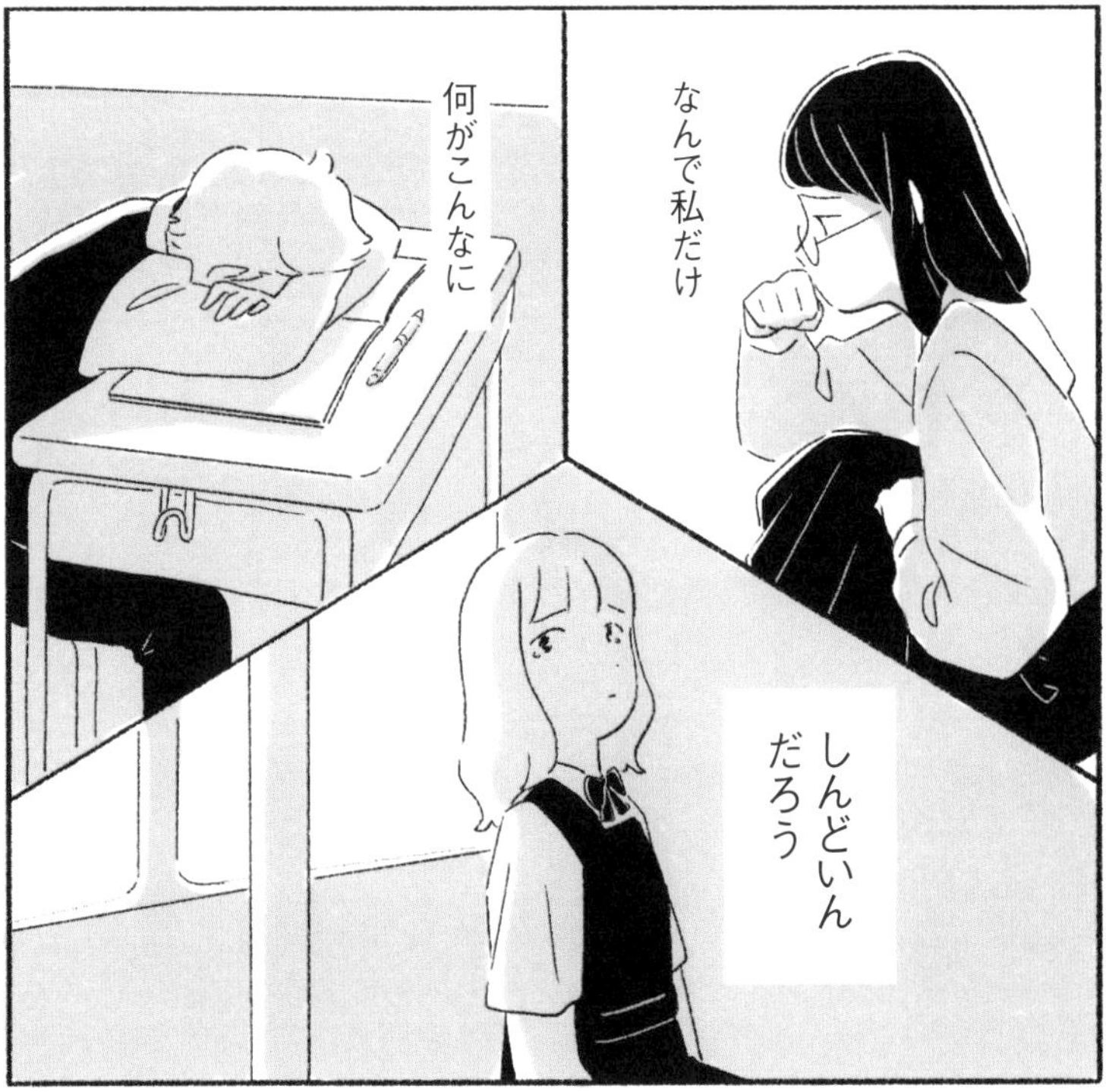
なんで私だけ
何がこんなに
しんどいん
だろう

どうしてこんなにしんどいの？

これといった理由もないのに心がふさいだり、学校に行きたくないと思ったり、自分の居場所がないなと感じたり。心がすっきりと晴れない、なんとなくモヤモヤしている。どうしてこんな気持ちになるんだろう、みんなと合わせられない自分ってダメなのかな。そんなふうに思うことってあると思います。

思春期といわれる中学生・高校生の頃は、心も体も急激に成長して、子どもから大人に変わろうとしている時期です。思春期には性ホルモン（男らしい・女らしい体つきや機能を作る働きをするホルモン）が急激に増え、体が子どもから大人へと驚く速さで変化していきます。変化に対する強い不安、恥ずかしさ、違和感、気持ち悪さが出てくることも少なくありません。このホルモンの影響で、わけもなくイライラしたり、悲しくなったりすることもあります。

また思春期は、その取り巻く環境も独特です。たとえば学校というのは、背景も価値観もすべて異なる人と、厳密なルールや評価基準のもと、同じ部屋でずっと過ごすことが想定されているという点で、かなり特殊な環境といえます。

これらの理由もあり、思春期に「しんどい」と感じることは、誰にでも起こり得るのです。あなたがダメだから、ではありません。もし、あなたが自分に対して「ダメ」と思ってしまうとしたら、それはむしろ、ものすごくがんばっている証拠だと思います。

さらに言うと、いつも元気で落ち込むことなんてなさそうに見える人でも、自分の部屋では普通にダウンしている可能性は高いと思います。

私はそもそも元気そうに見えるタイプではありませんでしたが、日常的に「消えたい」と思ったり、見えないところで自分を傷つけたりしていました。

前置きが長くなりましたが、この章では、思春期に起こりやすいしんどさについて、お話ししたいと思います。

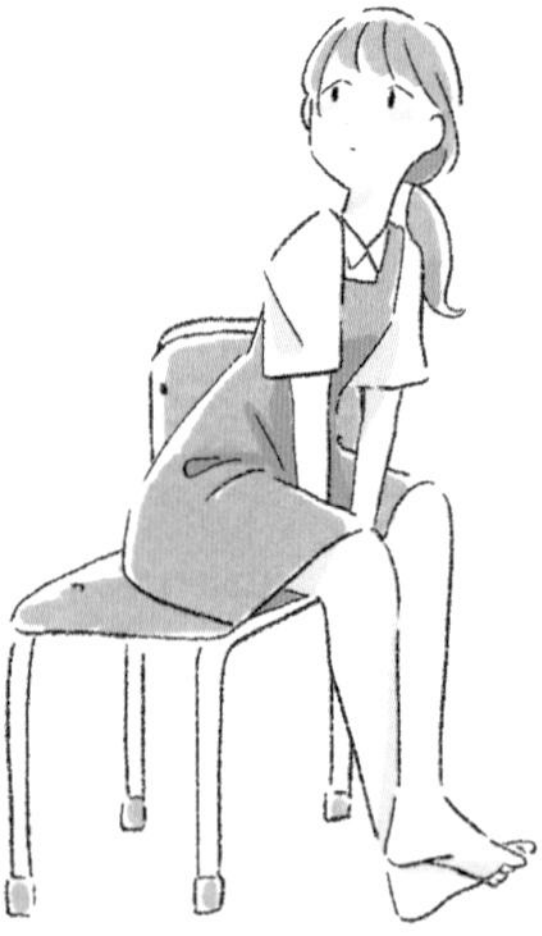

友人関係がしんどい

仲間外れが怖い、人が自分をどう見ているかが気になる

思春期の友人関係は「みんなと同じであること」が重要な要素の一つになりやすいのが特徴です。だから、一人だけみんなと違うとか、仲間はずれになることがとても怖くて耐えられなくなることがあります。

たとえば、人と違うことを言って浮いてしまうのが怖くて、反論したくても黙っていたり、本当はおとなしくしている方が楽なのに、明るいキャラを演じてみたり、一人ぼっちになるのが怖くて、とにかくどこかのグループに所属しようとしたり……ということがあるかもしれません。

また中高生くらいになると、「相手の立場に立って考える」ことができるようになります。これは脳が発達したことの証明であり、喜ばしいことなのですが、それがストレスの原因になることもあります。たとえば「相手が自分をどのように見ているか」がとても気になり、自分の言動について「あんなこと言って、悪く思われなかったかな？」とか「ヘンな人と思われなかったかな？」などと、あれこれ悩むことが増えてきます。

自分の見た目が気になり、鏡を見る時間が長くなるのも思春期の特徴です（わたしも、高校生で歯科矯正《きょうせい》を始めた時に、矯正器具をつけていることをいかに隠すか試行錯誤していました）。

良い意味でも悪い意味でも自分自身に対する意識が高まり、人の目が気になり、自分の見た目やキャラクターについて試行錯誤したり、人から影響を受けて真似してみたり、という時期でもあります。

試行錯誤をするのは良いことで、いろんなものを取り入れて、どんどんいろんなキャラでやってみるといいと思います。しかし注意したいのは、楽しさよりも「相手にどう思われるかの不安」が上回っていないか、ということです。**自分を出すのではなく自分を押し殺す毎日になると、大きなストレスになってしまいます。**

もし、みんなと違う外見、出身、その他もろもろ、何らかのマイノリティ性（少数派となる要素）をもっている場合には、そのストレスはさらに重くのしかかります。気分が沈んだり、攻撃的な行動に出たり（たとえば自分とは別のマイノリティ性を持った人をいじめるなど）することもあります。

それから、自分ばかりが他人の目を気にしているように感じるかもしれませんが、実際には、**あなた以外にも、ほとんどの人が他人からの目を気にしています。**見た目で悩んでいるのはあなただけではありません。

このモヤモヤした時期のあいだに、自分を形作るものを取捨選択することで、あいまいだった自分自身の輪郭《りんかく》がだんだんはっきりとしてきます（無理に〝自分探し〟をしなくても、自分にしっくりこないものを省いていくと、何かステキなものが残っているような感じです）。そうすると自分を認めやすくなったり、人との違いも尊重して楽しめるようになります。たとえば、中学時代は仲が悪かったのに、社会人になってから仲良くなるということも、案外よくあるのです。

まとめ

- 見た目に悩むのは、あなただけではなくてみんな同じ
- 自分自身の輪郭を作る時

SNSがしんどい

SNSは現代には欠かせない、便利なツールです。学校の友達とは共有できないことや、自分の趣味のことなどで、たくさんの知り合いやコミュニティ（共通点を持つグループ、集まり）を見つけることができます。身近な人以外とつながれる場所があるのはステキなことです。でも、いつもつながれるからこそ、しんどくなることが多いのもSNSですよね。

【ケース1】他の人の投稿を見るのがしんどい

他の人はこんなキラキラした写真をアップしているのに、私はといえば今日も変わり映えしない一日。あの人はこんなに友達がいるのに私は……。え、その集まり呼ばれてない！　しかもどうしてそれを私の見える場所にアップするの？……なんてことありませんか？（わたしはありました）

SNSを使ってしんどくなった時、念頭に置いておきたいのは、**SNSの投稿は虚構《きょこう》（フィクション・つくりごと）**だということです。これなら人に見せてもいいかな？と思えるようなごく薄い上澄《うわず》みが漂《ただよ》っているようなものだと思ってみてもいいかもしれません。SNSではだいたいの人が、良いところしか見せていないと考えて差し支えないでしょう。

それに、あなたとAさんが友達だったとしましょう。あなたに見せるAさんの顔は、実はあなた〝だけ〟が見ているものです。それはあなたとAさんとの関係性の中だけのもの、つまり固有のものです。他の誰かの前では、Aさんはあなたといるのではないのです。

画面上で投稿しているのはAさんのようで、実は全然違う人ともいえます。人は関係性の中で形作られるので、あなたと接しているその顔が「真実」で、SNSで見るその人は、あなたにとっては「虚構」と考えてもよいと思います。

そうは言ってもしんどいものはしんどいので、わたしはずいぶん長いことリアルな知り合いのInstagramやFacebookは見ていません（それはそれで最初は気が引けましたが）。**いっそ見ない、というのも一つの選択肢**だと思います。

【ケース2】投稿がやめられない、「いいね」をつけるのがやめられない

逆に、SNSで多くの時間を使ってしまうことで困っている人もいるかもしれません。

最初は楽しくてやっていたのに、だんだん
「やりたいわけではないけど、気になって仕方がないからやる」

「やると少しホッとするけれど、すぐにしんどくなる」

などとなってくると、全然楽しくないですよね。

そう感じるあなたは、すごく根気強い努力家なんだと思います。だってどうしようもなくしんどくても、投げ出さずに続けているのだから。

でも、**しんどい状況でSNSを続けていても、結局は誰のためにもなりません**（多分、そのことにうすうす気づいているから、余計しんどいのだと思います）。

いわゆる「依存」にならずにSNSを楽しむための方法としては、第2章97ページも参考にしてください（人とのつながりと、いろんな種類の楽しみを持っておく、のところです）。そして、優しいあなたは、少しでいいからその優しさを自分に分けてあげてくれませんか。

たとえば友達が「本当は、すこし休んでみたいんだ」って相談してきたら、なんて声をかけるでしょう。友達に向かって「なに弱気なこと言ってるの！」なんて言うでしょうか。たぶん言わないですよね。「大丈夫？」「無理しないで休んだら？」と声をかけるのではないでしょうか。友達にするみたいに、自分にも優しくしてみませんか。

【ケース3】ネットに悪口を書かれた、秘密をバラされた

いわゆる「ネットいじめ」と呼ばれるような深刻な問題も存在します。ネット上における誹謗中傷《ひぼうちゅうしょう》や個人情報の流出は人権侵害であり、気のもちようでどうにかなる問題ではありません。個人攻撃や人格否定、プライバシーの侵害などの被害を受けた時には、まずそれが「被害」であると認識すること。そして、見返すのもつらいと思いますが、スクショ

などでなるべく記録を取っておきましょう。名誉棄損《めいよきそん》（他人の名誉を傷つけること。名誉棄損罪は刑法230条で規定されている犯罪）やプライバシーの侵害等があった場合、プロバイダやサーバ管理者に削除を求めることができます。

これについては最寄りの法務局や警察などが相談に乗ってくれます。次ページに電話番号も載せておきます。

思春期年代のネットいじめでは、被害者と加害者の両方で、心理的（不安、抑うつ、自殺行動など）および身体的（睡眠障害、頭痛、食欲不振など）な問題が生じることが報告されています（注1）。

決して泣き寝入りしてよい問題ではありませんし、「そんなの気にし過ぎだよ」「ほうっておけば？」で片づけられていい問題ではありません。「そんなことで傷つくならネットに向いてないよ」などという声を聞く必要はありません。

たとえば、この本を読んで「この本は読むに値しない」と書き込むのは「批判」なのでとくに問題ないのですが、「この著者はバカだ、死ね」は個人攻撃なので厳正に対処することになります。

とはいえ、対処するってどうやって……？　そうですよね、一人で抱え込まず、専門家に相談しましょう。気軽に相談できる窓口がちゃんとあります。

相談窓口

- 全国共通人権相談ダイヤル
（みんなの人権110番）
電話：0570－003－110
（最寄りの法務局につながります）

- 法務省子どもの人権110番
電話：0120－007－110
（いじめや虐待などについて相談できます）

- 警察庁
ヤング・テレホン・コーナー
https://www.npa.go.jp/bureau/safetylife/syonen/soudan.html
（最寄りの相談窓口の電話番号が掲載されています）

これまで述べた、すべての対応としていえることですが、ＳＮＳを使う時は、一つのコミュニティにのめり込みすぎないことも重要です。「こっちがなければあっちがある」と、いいとこ取りで軽やかに使っていくくらいでちょうどよさそうです。

まとめ

- ＳＮＳで見る日常は虚構（フィクション・つくりごと）
- しんどかったら少し休んでみよう
- ネットでいじめられたら記録を取り、いざとなったら戦う

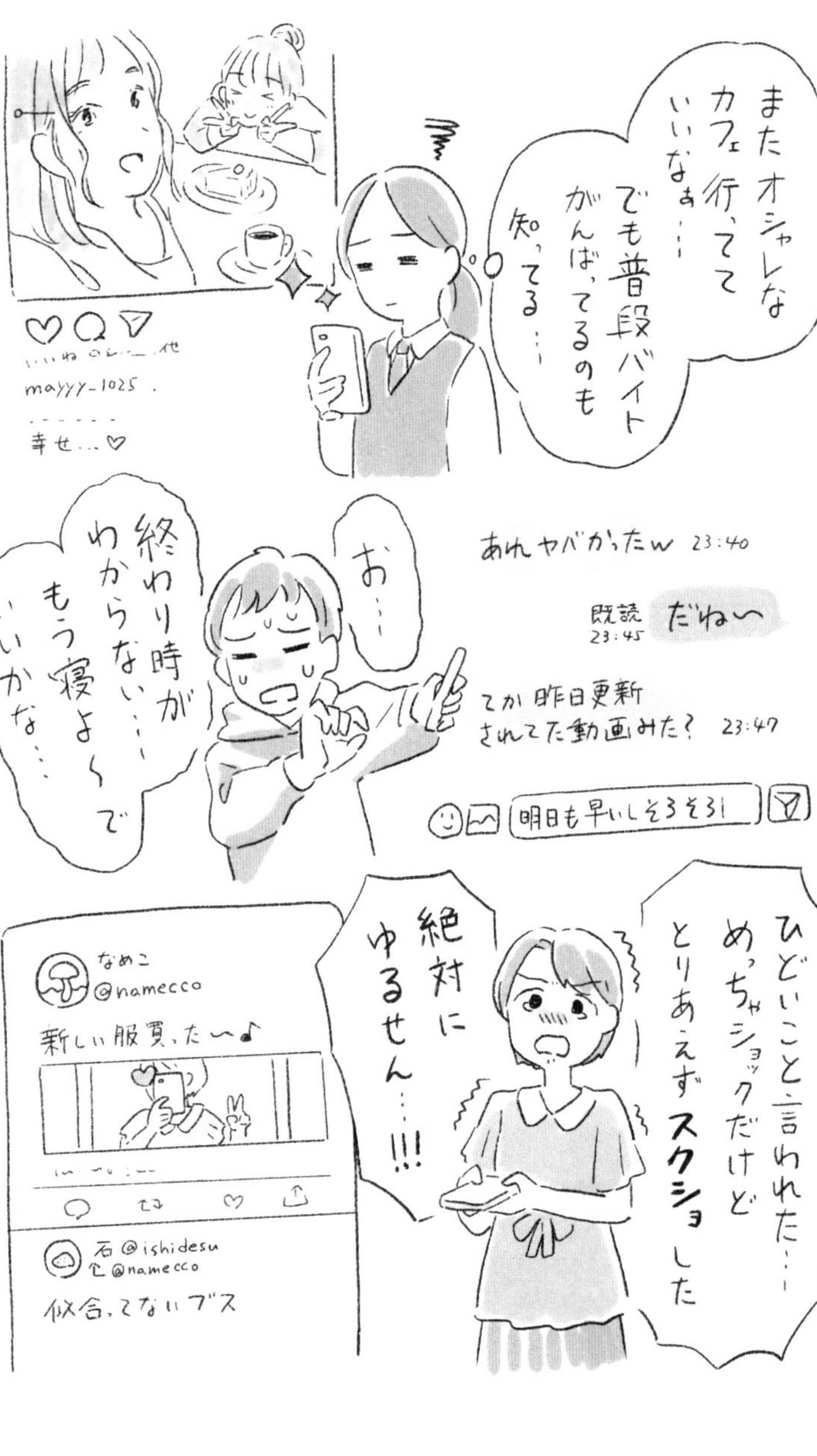
mayyy_1025
幸せ…♡
またオシャレなカフェ行ってて いいなぁ…
でも普段バイトがんばってるのも知ってる…
あれヤバかったw 23:40
既読 23:45
だねー
てか昨日更新されてた動画みた？ 23:47
明日も早いしそろそろ
お…
終わり時がわからない…もう寝よ～でいいかな…
なめこ
@namecco
新しい服買った～♪
石 @ishidesu
@namecco
似合ってないブス
ひどいこと言われた… めっちゃショックだけどとりあえずスクショした
絶対にゆるせん…!!!

親子関係がしんどい

●親の干渉がうっとうしいと感じる

思春期では、それまでは大好きだった親のことを「うっとうしい」と思い始めることも多いです。「今まで育ててくれた親をうっとうしいと思うなんて」という罪悪感にさいなまれるかもしれませんが、それも成長過程のひとつなのです。自分を責めることはありません。**親だから愛さなければ、大事にしなければ、と無理に思うこともありません。**

思春期は、それまで重要だった親子関係が揺らぎ始める時期です。中高生になると、家よりも、学校で過ごす時間が長くなり、友達とい

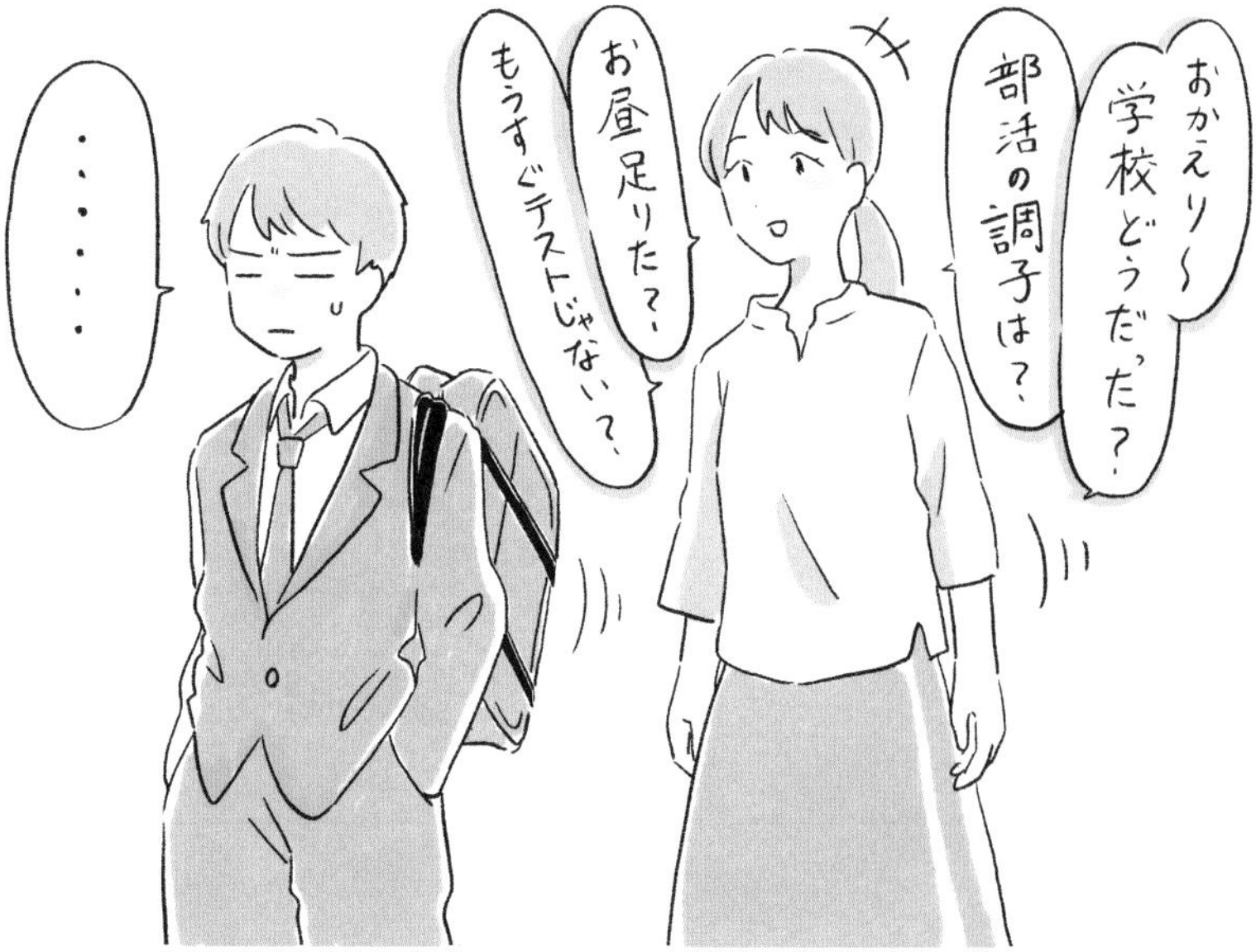
おかえり〜
学校どうだった？
部活の調子は？
お昼足りたて？
もうすぐテストじゃないって？
……

る時間も長くなります。小学生までは、親の影響が絶大だったのに、中高生では、友達から受ける影響のほうが大きくなります。問題を共有したり相談したりする相手も、家族よりも友人になっていきます。

それまでは親の言うことを疑うこともなく信じて従ってきたのに、「何か違う」と違和感を覚えたり、親の言動の矛盾に反発を感じたり、日常生活におけるちょっとした干渉に対しても嫌悪感を覚えるようになります。

でも、これはあなたの自我（自己意識＝自分はどのような人物か、周囲からどう見られているかなど、自分自身に向けられた感覚や感情）の芽生えであり、**誰もが通る、正常な発達過程**です。**親は完璧な全能の人ではなく、欠点もあり嘘《うそ》もつく、一人の人間であることに気づいただけ**のことなんですよね。「なんだ、親も案外ダメ人間じゃん」と思えば、親に対する嫌悪感も少しはやわらぐのではないでしょうか。

それは親が嫌いになるということではなく、**ここから1対1の人間関係が始まる**ということ。

実は、この時期は、親も変わらなければいけない時期。これまで守り育ててきた子どもが、巣立っていく時期だということを認めなければなりません。子どもを一個の人格と認め、寛容さを持って成長を見守るような関係性の変化が期待されるところです。

でも、「心配だから」といつまでも子どもの言動に口を出したり、

「反抗期だから」と言って茶化したり、子どもの反抗に対して親も怒りで返したり、何が何でも子どもを支配しようとする場合もあります。

その結果、「どうせ親に言ってもわかってもらえない」とあきらめ、子どもは家庭内で感情や意見を言わなくなる、あるいは言えなくなる場合もしばしばあります。こうなると、一見平穏に見えても、親も子も本当にしんどいですよね。なんとなくしんどくても原因がわからない、ということもあるかもしれません。

●親とどう話すのか

親が、あなたのやろうとすることにいちいち口出しをする、頭ごなしに否定する、こうしたほうがいいと押し付ける。私には私の考えがあるのに聞いてくれない、信頼してくれない……。つらいですよね。

本来なら、親は「子どもは自分とは全く別の人格を持っている。自分の思い通りにする権利はない」ということを自覚することが望まれます（親だけでなく、教師など指導者でも同様です）。でも実際には、これがとても難しい場合があります。

親の劣等感が強いと、「そもそも親が圧倒的に強い」ということや「子どもは全身全霊で親を求めている、親を見ている」ということに親自身が気づいていない場合もあります。

親自身がその親や指導者から同じように自分の権利を軽視され、価値観を押し付けられてきて心が満たされていない、親自身にケアが必要な場合もしばしばあります。

ここまで読むと「うちの親も、実は気の毒だよな、大変だもんな」と思う人がいるかもしれません。自分ががまんすればいい、と思うかもしれません。

でもそれは問題の先送りで、親がつらい思いをしてきたことと、子ども自身がつらく感じることとは、別問題です。**あなたはあなたの心を守ることを優先していい**のです。親自身が向き合うべき親の問題の肩代わりをしなくてもいいのです。

とはいえ親は親で長く生きているので多少の生活の知恵をもっていることもあります。いいとこ取りでいきましょう。

どちらかが余分に負担を追うのではなく、互いの心の境界線を引いておくといいですね。そのためには**「自分がどう考えているか、何をしたいか」なるべく自分で意見をもっておく**とよさそうです。

学校などの集団生活ではみんなと同じようにふるまったり、先生の言うとおりにすることが求められがちなので、知らず知らずのうちに自分の意見をもつ必要がなくなり、考える力が失われていきます。気をつけてください（もちろんそうでない学校もあると思いますが）。

親と話す時には、直接話すと親の意見や気持ちに飲み込まれてしまいやすいため、自分の伝えたいことや「ここからは譲《ゆず》れない」ということを紙に書いておき、それを見ながら話すのも一つの方法です。

なんとか逃げる方法を考える

未成年でつらいのは、親と一緒にいるのがしんどくても、家から出るわけにはいかないことですよね。私もそうでした。だから、早く出ていこうと思って一生懸命受験勉強をしました。

どうしても家が嫌なら、進学するのでもいい、手に職をつけるのでもいい、仕事を見つけるのでもいい、なんとか逃げる道を考えましょう。今は家がしんどくても、一生ここにいるわけではない、自分の力で出ていける、と思ってみると少しは心がラクになるかもしれません。

物理的に家を出るだけではありません。**自分の好きなことや関心のあるジャンルのコミュニティを探し、そこに心のより所を見つけるのも一つの方法**です。かの坂本龍馬が詠《よ》んだ歌に「世の人は　我を何とも　言わば言え　我なすことは　我のみぞ知る」というものがあります。誰にどう思われようと、自分の心を死守するために、いろいろ試してみましょう。

とはいえ安心の場であるはずの家庭の居心地がよくないと、今度は他の人に向かって攻撃的になったり、犯罪行為に手を出したりする場合もあります。それは生き延びるためだと思いますし、大変つらい状況だと思います。しかし、どのような理由があっても、犯罪行為には責任が生じ、償《つぐな》う必要があります。自分自身の矜持《きょうじ》（誇《ほこ》り）も損なわれます。加害の連鎖を断ち切りたいですね。

まとめ

- 親の存在をしんどく思うのは正常な発達過程
- 親も大変だなと理解はしても、親の問題の責任はあなたにはない
- 親に期待できない場合は、家庭以外の心のより所や味方を探そう

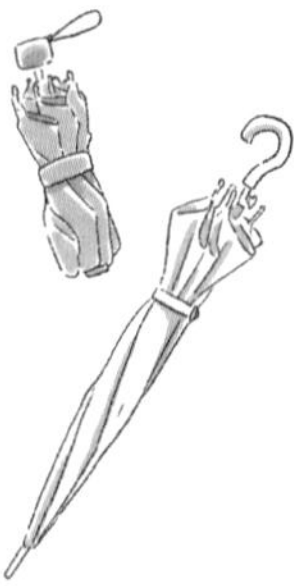

学校がしんどい

学校って、良いところもいっぱいあるとは思うのですが、実はとても特殊な場だと思います。

こんなこと言ったら怒られそうで怖いですが、敢《あ》えて言ってみます。

まず、同じ教室に気の合う人、合わない人、関係なく一緒くたに閉じ込められる。好きでもないことをやらされて、しかも成績がつけられる。主な評価軸は学業で、自由な発想や意見はたいてい遮《さえぎ》られて、決まったことをやらされる。しかも、遮られていることにすら気づかないよう、巧妙にできています。

先生が言うことは絶対で、間違っていることでも反論したら叱《しか》られる、怒鳴《どな》られる、「おまえ」呼ばわりされる、あるいは問題児扱いされる場合もあります（あたたかい先生がいることも知っています。あくまで一部の先生の話です）。なんでそんなことしなければいけないの？　と理解に苦しむようなブラック校則に縛られている。ちょっと挙げてみただけでも、かなり特殊な状況です。

大人なら、勤めている会社があまりに嫌なら辞めて新しい仕事を探すことはできるし（それはそれでとても大変ですが）、会社以外の人と憂《う》さ晴《ば》らしをすることもできるし、有給休暇はあるし、会社があまりにも理不尽なことをすれば、訴《うった》えることもできます。

それに比べると、中高生は圧倒的に逃げ場がなく、闘う方法も教えられていない。学校にいて、ストレスを溜《た》めるなというほうがムリだと思います。

もちろん、そんなひどい学校ばかりではないし、学校大好き！　という人もいると思いますが、そういう場に巡《めぐ》り合えない人も多いのではないかと思います（そもそも学校が大好きな人はこの本を読んでないかもしれません）。

私は冒頭に書いたように学校は好きではなかったので隙《すき》あらば休もうとしていました。そもそも学期末が近づくと、しんどくて動けなくなり休んでいました。

小学校高学年の時は、教室の前の壁に「我慢」と書いた額がかけられていました。習字では「根性」と書きました。学校行事の練習をしていた時、休み時間にみんなが騒いでいたら、ものすごい剣幕《けんまく》で叱られました。「休み時間なのになぜ騒いではいけないのか」とモヤモヤしつつも、言うことを聞くしか、学校で過ごすすべはありませんでした。

今でも当時の教師と似たタイプの威圧的な人に会うと、びくっとして、フリーズして、気持ちがざわついてしまいます。

中学校は、「今、荒れる中学」というテーマでテレビが取材に来るほど荒れていました。授業中も3分の1くらいの子は立ち歩いていて、先生は荒れる生徒を殴り、空き教室の配管は暴力で曲がっていました。

人間関係も、数人集まれば誰かの悪口を言って、自分も陰では言われているんだろうなと思いつつその輪から抜けられないような状態でした。申し訳ないけれど卒業式では嬉しくて一人笑っていました。

学校がしんどい、と思っているあなたに言いたいのは、**そんな学校に合わせられない自分が悪いと思わないでほしい**ということ。合わせられないほうが普通だと思うくらいでいいんです。

そこが一生の居場所ではない、いつかは出ていく場所です。どうしてもしんどいときの対処法は、第3～4章で紹介します。

まとめ

- 学校は、矛盾に満ちた特殊な場。ストレスを感じるのは当然
- 学校の常識に合わせられないのは当然であり、あなたが悪いわけではない
- いつかは出ていく場所。しんどいときは積極的に対処法を使おう

大人になるのがしんどい

●ホルモンのせい

小学校の高学年から中学、高校にかけてのいわゆる思春期には、男性ホルモン・女性ホルモンという、性ホルモンがたくさん分泌されるようになり、これによって第二次性徴《だいにじせいちょう》が始まります。女性は女性らしい体に、男性は男性らしい体になり、子どもから大人へと急激に変化していく時期です。

女性の場合は、9歳前後から変化が始まります。初めに乳房が膨《ふく》らみ始め、次いで陰毛《いんもう》や腋毛《わきげ》が生えてきます。多くは10歳〜14歳で初潮《しょちょう》を迎えます。体も丸みを帯びた体型に変化していきます。

男性は、女性より少し遅れて11歳前後から変化が始まります。初めに陰嚢《いんのう》が大きくなり、中の精巣《せいそう》も大きくなっていき、次いで陰茎《いんけい》が長くなってきます。この頃には声変わりも始まります。陰毛が生え、数年遅れてひげや腋毛が生えます。13歳前後で精通《せいつう》を経験。筋肉がつき、がっしりとした体型に変化します（個人差はあります）。

こういう変化に対して、**大人に近づくという期待感や嬉しさを感じる一方で、未知の体の変化に対する強い不安や、恥ずかしさや、違和感、気持ち悪さが生じる場合も少なくありません。**

また、女性の場合、胸が膨らんでくるといった外から見てわかる変化は、個人差もはっきりわかるので、人より早い、遅い、ということが気になるものです。また、突然訪れる、初潮や精通に対する不安もありますよね。

●正しい知識をもてば解決する悩みも多い

でも、これらの不安は、正しい知識をもつことで軽くなる部分も多いです。

学校でも性教育の時間はあると思いますが、残念ながら十分ではない場合もあります。男女別に性教育の授業を行っている学校もあるようで、互いの性について知る機会がないまま大人になることもあります。驚くことに「性交渉の経験がある女性だけに月経が来る」と考えている男性もいるようです（実際には性交渉の有無と月経発来にはまったく関係がありません）。

性教育は人権教育でもあります。どのようにして自分の心と体、そして他人の心と体を守るのかを学ぶことは、成長する上でとても大切です。セックスのこと、避妊のこと、性的指向や性的自認、性関係指向のこと、そして自分や他人の体のありようを大切にする（大切にしていい）ことなどは、ぜひ早めに知っておいてほしいなと思っています（性的同意については109ページ、性的指向や性的自認、性関係指向のことは212ページ、体のありようについては85ページを参照してください）。

そして体の成長は本当に人それぞれ。初潮や精通が早いとか遅いとかも、個人差はあって当たり前の部分です（ただ、15歳を過ぎても初潮がない場合は、一度婦人科に相談してみることをおすすめします）。

性教育については、学校では十分に学ぶ機会がないかもしれません。でも、よい書籍がありますから安心して活用していきましょう。

おススメは、大貫詩織さんの『CHOICE　自分で選びとるための「性」の知識』（イースト・プレス）。生理用品の選び方から、急に生理が来た時、精通がきた時の対処法まで、詳しく書かれています。男性にも女性にもおすすめです。お互いの理解が深まっていいのではないでしょうか。

まとめ

● 性に関する知識を学ぶことは自分を守ること

● 自分の性も異性の性も知ることで互いの理解を深めよう

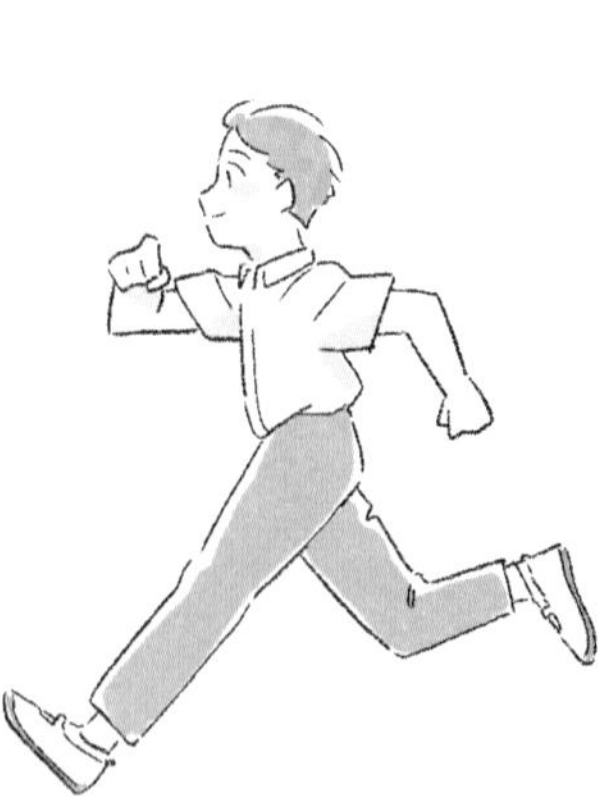

●生理痛がつらい時は迷わず病院にいこう

生理痛や生理に関わる症状には個人差があります。生理前には月経前症候群（Premenstrual Syndrome：ＰＭＳ）と呼ばれるような心身の不調をきたすことが多く、朝起きられない、ふらつく、何もする気になれないということは、多くの女性が経験します。

とくに精神症状が重い場合は月経前不快気分障害（Premenstrual Dysphoric Disorder：ＰＭＤＤ）と呼ばれています（月経が開始すると多少やわらぎますが、出血が続く約１週間は、血がもれないか常に気をつかう生活です）。女性の中でも症状の軽い人、あるいは月経のない男性にも想像してみてほしいのですが、人によっては毎回寝込むようなものであることは間違いありません。

大人の中には、「生理痛くらいがまんしなさい」「鎮痛薬《ちんつうやく》は良くない」と言う人もいるかもしれませんが、がまんしても何もメリットはありません。一種の「呪《のろ》いの言葉」です。

毎月鎮痛薬をのむほどの痛みがある場合には、一度婦人科を受診することを強くおすすめします。生理痛の原因として、子宮内膜症《しきゅうないまくしょう》や子宮筋腫《しきゅうきんしゅ》、子宮腺筋症《しきゅうせんきんしょう》などの病気が隠れているかもしれません。早く見つけることで早く対処することができます。

鎮痛薬だけではなく、低用量ピルで排卵を抑制することで、PMSの症状や痛みを和《やわ》らげる方法もあります。低用量ピルは避妊のために使用するだけではなく、副作用に注意してうまく使うことで、生理に関する苦痛を大きく改善することが可能です。

●男性にも気をつけてほしいこと

なんだかいつもと違って睾丸《こうがん》が痛いという時には、必ず泌尿器科の病院に行ってください。もしかしたら「精巣捻転《せいそうねんてん》」という病気かもしれません。精巣につながる血管がねじれて血液が流れなくなるもので、思春期に発症することが多いです。

緊急手術で血管を開通して素早く血流を再開させないと、精巣が壊死《えし》(細胞や組織が死ぬこと)してしまい、二度と元に戻りません。どうか恥ずかしがらずに病院を受診してください。

「男らしく、女らしく」がしんどい

男らしさ、女らしさ、とよくいわれますが、それは、解剖学的な（体の）男性・女性ではなく、文化的・慣習的に求められる役割のことで、性役割とかジェンダーとよばれています。性役割は、「男のくせに」とか「女性なんだから」といった言い方で、子どもの頃から自然と頭に刷り込まれていることが多いです。

たとえば、男性の場合は、泣いてはいけない、逃げてはいけない、がまんしないといけない、失敗したらいけない、勉強ができないといけない、少女漫画を読むのはカッコ悪い、女性は強引に口説くべき、運動ができないとカッコ悪い、身長が高くないといけない、ズボンをはかないといけない、化粧をしてはいけない、などがありますよね。

女性の場合は、感情豊かでなければならない、控えめにしなければならない、気配りをしないといけない、スカートをはかないといけない、野球部やサッカー部はマネージャーしか選択肢がない、化粧をしないといけない、むだ毛を剃《そ》らないといけない、誰かのお世話をしないといけない、結婚したら仕事を辞めないといけない、家事や育児は女性がやるもの、などがあります。

あまりに幼い頃から言われ続けているので、そういうものだと疑いもなく信じている人も多いですが、**文化の違う国に行ってみたら、全然違っていて、「なんだ、日本だけなんだ」と気づくことがよくあります。**

たとえば、スコットランドでは男性がスカートをはくのは普通だったり、世界各国と比較すると、日本では女性の政治家や女性管理職の数が男性と比べて極端に少ないなど。男性の家事育児時間の短さも、日本特有のジェンダー意識の影響でしょう。

本当は、「自分はこうしたい」という思いがあるのに、これらのジェンダー意識がじゃまをして、しんどくなってしまうことは意外によくあります。

しんどいな、と思った時は、ちょっと立ち止まって、〝〇〇だから「～しないといけない」「～すべき」〟と言われてきたことは、本当に正しいのかな？　自分は本当はどうしたいのかな？　と考えてみてもいいのではないでしょうか。

違和感があれば、どこかに「〇〇だからこうしなさい」などの呪《のろ》いの言葉が引っかかっていないか振り返ってみるといいでしょう。思い当たることがあれば、そんな呪いの言葉とはきっぱり決別しましょう。自分自身の信念に沿わないことをするのは体にも心にも、百害あって一利なしです。

まとめ

- 「男性らしさ」「女性らしさ」は、世界共通の常識のようで、実はそうではない
- 当たり前に思っていた常識を疑ってみよう
- 自分の信念に沿わないことを無理にしなくていい

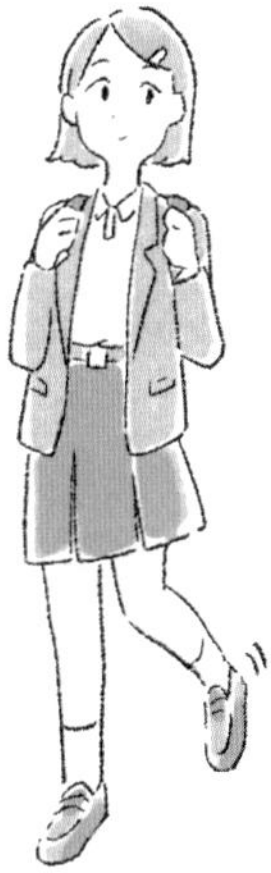

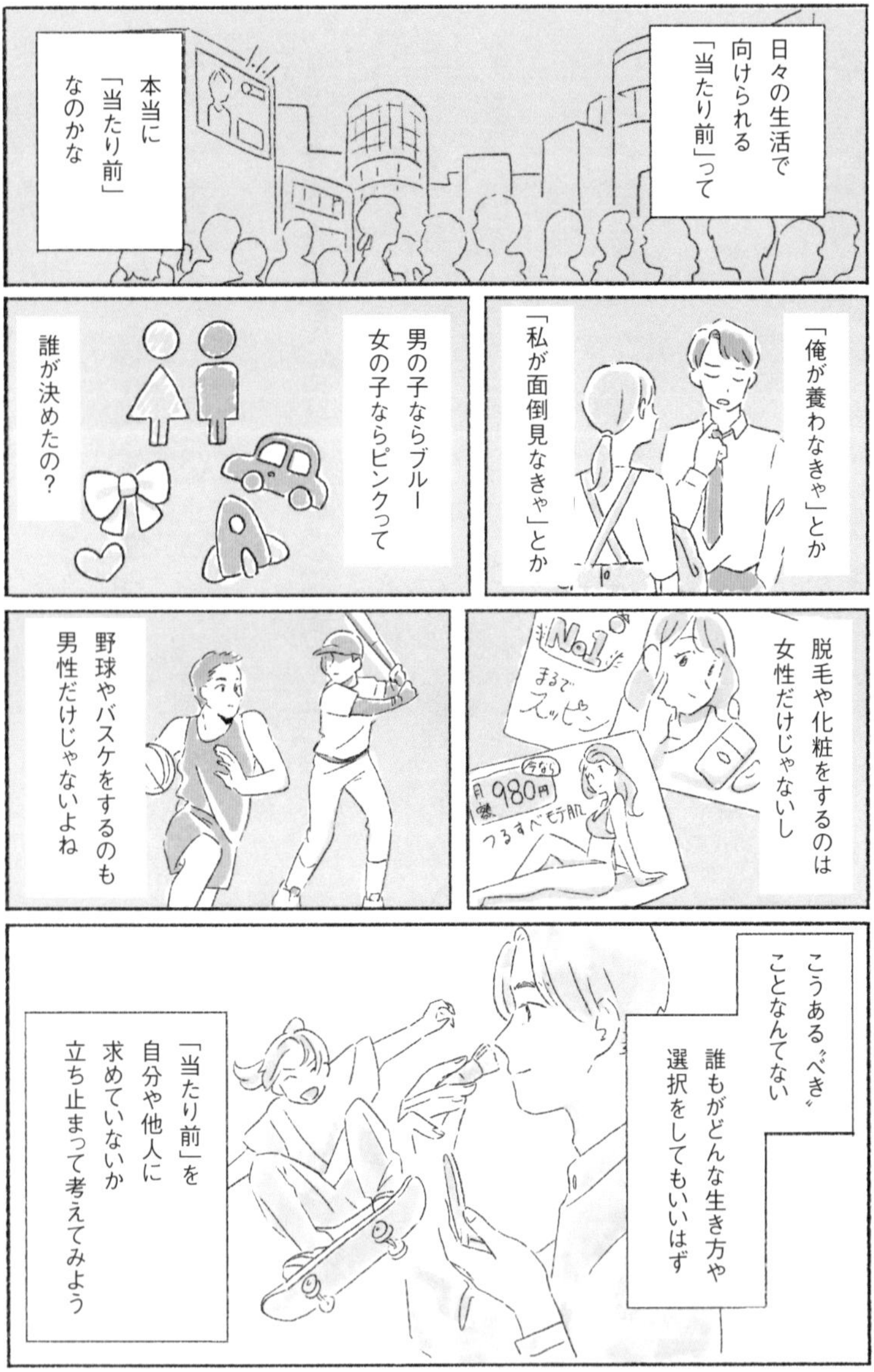
日々の生活で
向けられる
「当たり前」って
本当に
「当たり前」
なのかな
「俺が養わなきゃ」とか
「私が面倒見なきゃ」とか
男の子ならブルー
女の子ならピンクって
誰が決めたの？
脱毛や化粧をするのは
女性だけじゃないし
No.1
まるでスッピン
今なら
980円
野球やバスケをするのも
男性だけじゃないよね
こうある“べき”
ことなんてない
誰もがどんな生き方や
選択をしてもいいはず
「当たり前」を
自分や他人に
求めていないか
立ち止まって考えてみよう

こんな時はSOSを出そう

●助けを求めてもいい

もう学校に行きたくない、誰にも会いたくない、死にたい、と思うくらいつらい時に、周りの人や相談機関に頼るって大切なことです。「あ、こういうことで相談していいんだ」という知識をもって、自分で相談できることも、大事な生きるためのスキルです。

そういう私も、なかなか人にSOSを出しにくいタイプでした。しかし、数年前にうつ状態がひどくなり、毎日死にたい気持ちでいっぱいになり、いよいよ死んでしまいそうになった時、ついに「もしかして相談したほうがいいかもしれない」と思ったのです。おそるおそるネットから精神科の受診を申し込んで、ドキドキしながら行きました。解決策を提示してもらって、心の底からほっとして、ラクになりました。今も定期的にカウンセリングに行っています。

相談が難しいと感じる背景にはいろいろあると思います。すこしでも弱いところがあると負けという世の中の風潮もあるかもしれません。でも一人より二人、二人より三人、人数が多いといろんな知恵が出てくるものです。ぜひ**若いうちからSOSを出す、相談する練習をしてみてほしい**なと思っています。

まわりの大人でも、友達でも、病院でも、スクールカウンセラーでも、相談窓口でもいいですね。

黙って聴いてくれそうな人はいますか？　「それはあなたも悪いよね」と（正論であっても）否定されてしまったり、「私の方がしんどい」と〝しんどさマウンティング〟をされたり、「そんなことで悩むな！」と説教されたりすると、話す気がなくなってしまうばかりか、余計しんどくなってしまいますよね。

●一人がダメでもあきらめず、最低五人はあたってみて

残念ながら、人とはわかり合えないことの方が多いものです。良い人に出会えなかった、わかってくれなかった、と思ったら、別の人を探してみましょう。**あなたが悪いのではなく、今は自分とは相性が悪かったのだと思ってみましょう。**

ちなみに人とは基本的にわかり合えないものの、「この人とは合わなかった、だから他の人とも合わないのだ」と決めつけるのは、ちょっともったいないです。できれば五人くらいにはあたってみてください。相

談できる人は積極的に探さないと、なかなか見つからない場合もありますが、探し出すと現れます。

相談者については、第3章、第4章も参考にしてください。なお相談相手が見つかっても直接の解決には結びつかないこともありますが、**相談スキルは確実に上がっていきます。これはとても大切なことです。**

まとめ

- しんどい時は誰かにSOSを出していい
- あなたの悩みを黙って聴いてくれる人がベスト
- 一人に否定されてもあきらめず次を探す

第2章
しんどさの原因から自由になろう

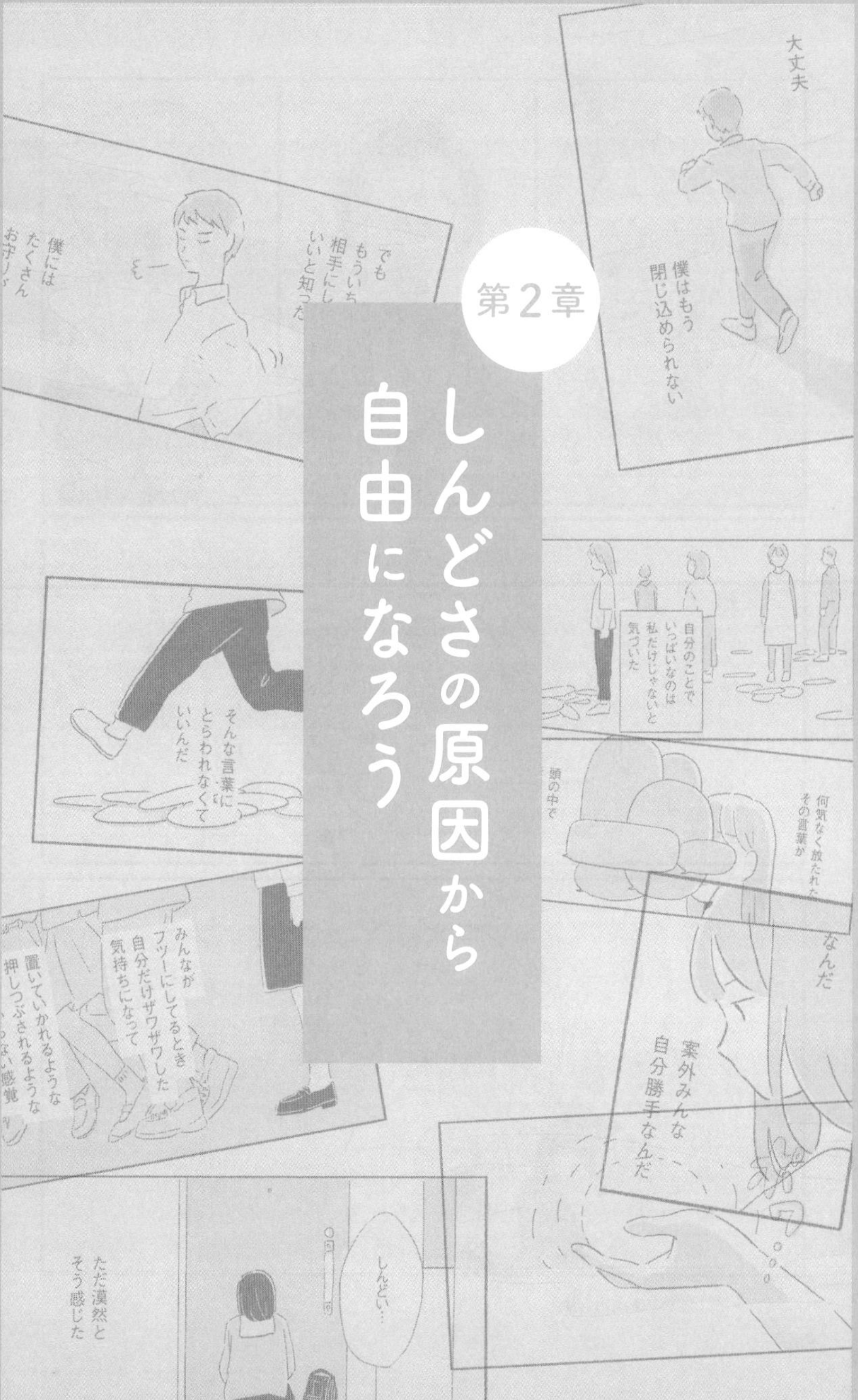
大丈夫
僕はもう
閉じ込められない
自分のことで
いっぱいなのは
私だけじゃないと
気づいた
何気なく放たれた
その言葉が
頭の中で
なんだ
案外みんな
自分勝手なんだ
そんな言葉に
とらわれなくて
いいんだ
みんなが
フツーにしてるとき
自分だけザワザワした
気持ちになって
置いていかれるような
押しつぶされるような
ただ漠然と
そう感じた
しんどい…

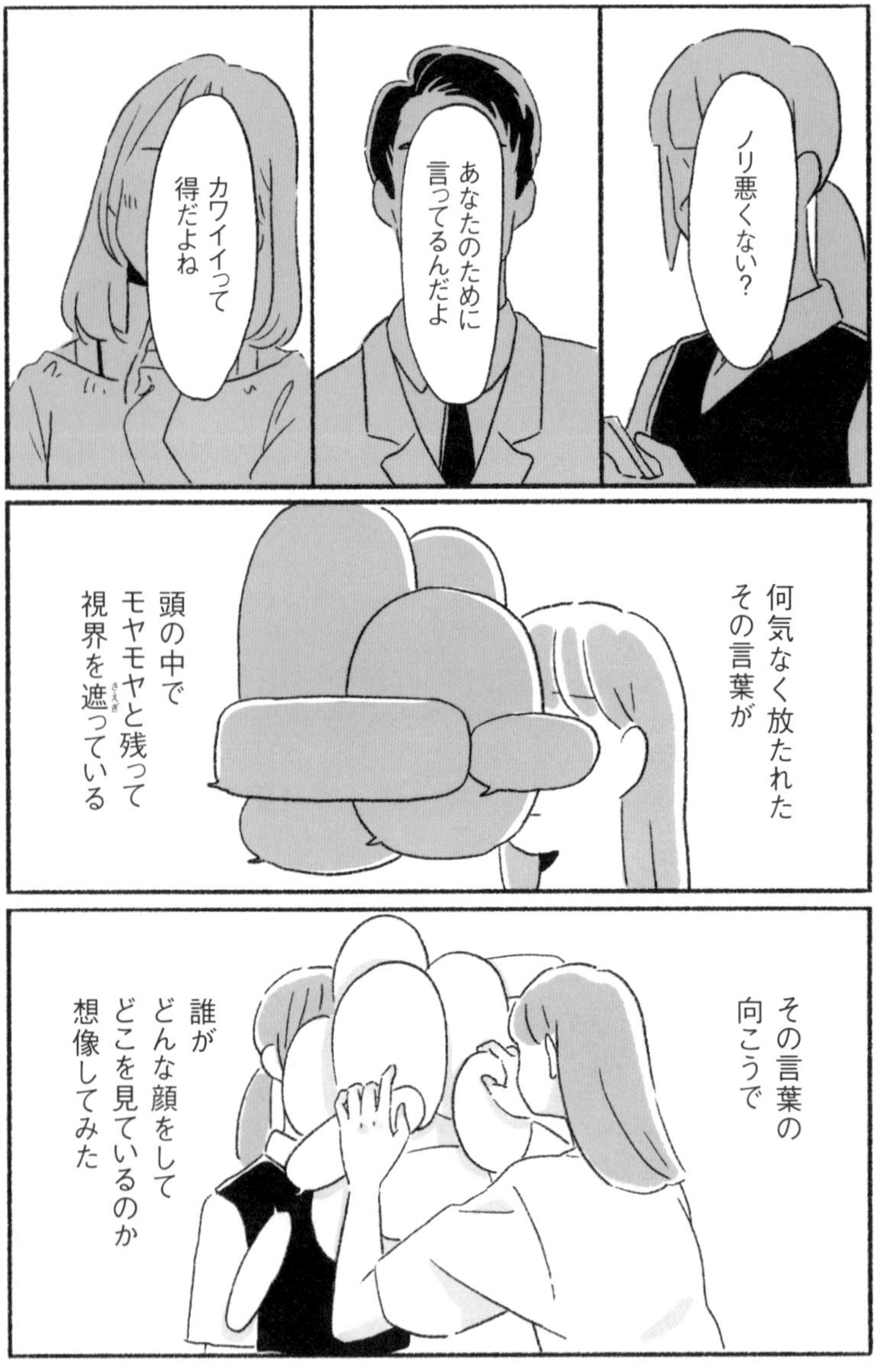
ノリ悪くない？
あなたのために言ってるんだよ
カワイイって得だよね
何気なく放たれたその言葉が
頭の中でモヤモヤと残って視界を遮《さえぎ》っている
その言葉の向こうで
誰がどんな顔をしてどこを見ているのか想像してみた

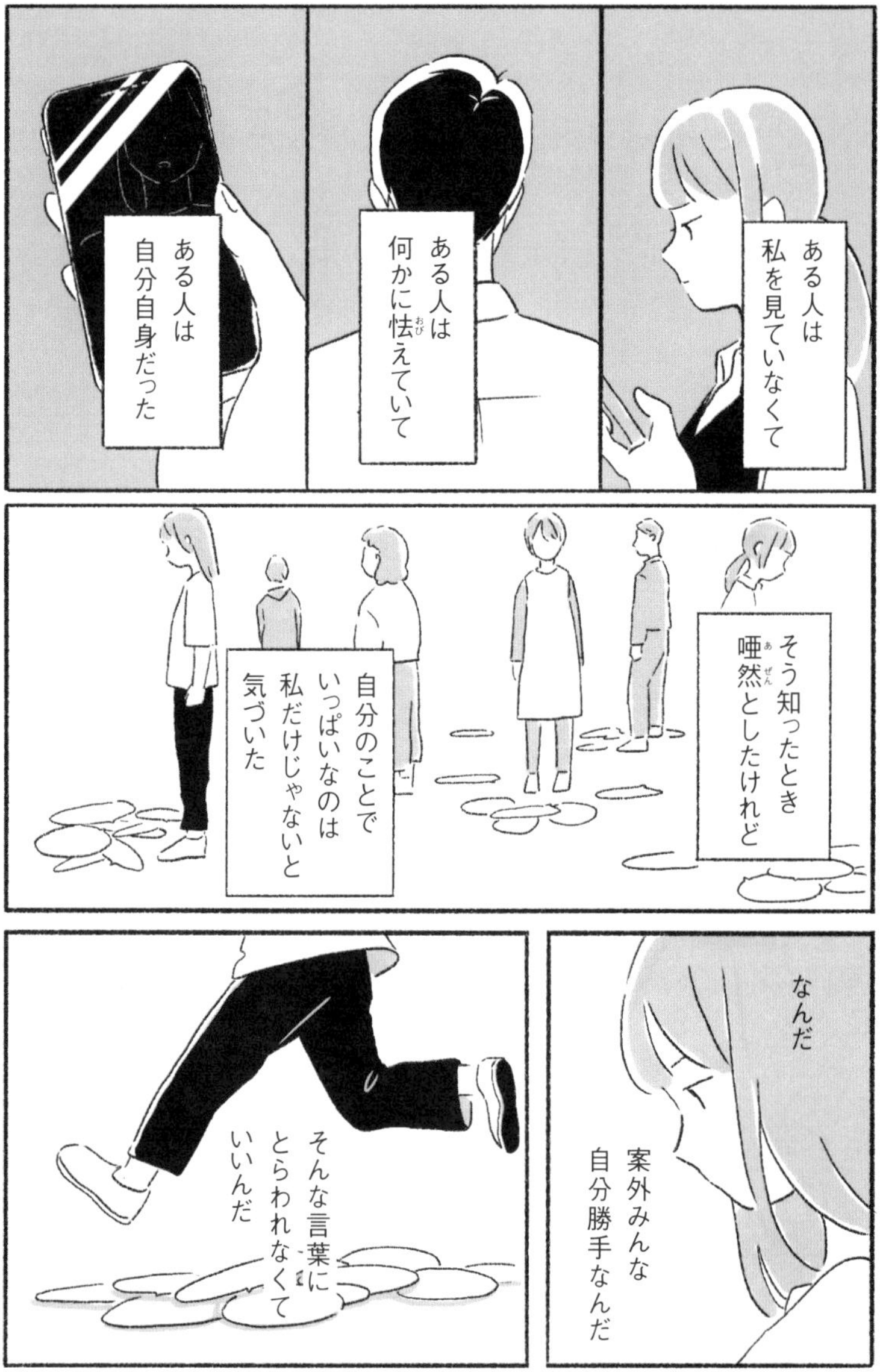
ある人は
私を見ていなくて
ある人は
何かに怯《おび》えていて
ある人は
自分自身だった
そう知ったとき
唖然《あぜん》としたけれど
自分のことで
いっぱいなのは
私だけじゃないと
気づいた
なんだ
案外みんな
自分勝手なんだ
そんな言葉に
とらわれなくて
いいんだ

しんどさの原因は、世間の常識、学校の偏った常識、大人の都合、親の偏った価値観であることも少なくありません。世間や大人が「こうあらねばならない」と言うことが必ずしも正しいとは限らないのです。

正しくないことを押し付けられて、しんどいと感じるのは当然のこと。でも、あまりにも幼い頃から言われてきたために、「間違ったことを押し付けられている」と気づかず、違和感を覚える自分のほうがおかしいと悩んでいる人はたくさんいます。

しんどさを見つめ直し、その原因があやまった常識だとわかったら、それは「呪《のろ》いの言葉」。そんなものはさっさと捨てて、自由になりましょう。

友達は多い方がいい？

～友達が多いことが価値ではない

入学やクラス替えのたびに、「友達できるかな」と、ものすごく不安ですよね。でもそれはごく普通のことです。教室の中で、少なくとも半数以上はそのように感じていると考えて間違いないでしょう。一見明るくて派手なグループにいるようなスクールカースト上位の人も、孤独を避けるためのキャラ作りの結果かもしれません。

たいていの場合、**どのように見える人でも、なにかしら不安を抱えているもの**なので「この中で不安なのは自分だけだ」「不安に思う自分がダメなんだ」と自分自身を追い詰める必要はありません。それに、そもそも不安になるというのは、友達を作ろうと思っているからです。その心意気がもうステキだと思いませんか。

「友達」という言葉をどうとらえるかは自由です。極端に言えば、自分が友達と思えば友達で、心の中で「友達、やめた」と思えば友達じゃないので、カウントは自由自在です。逆に、自分が「この子はまだ友達じゃない」と思っていても、向こうは友達だと思っているかもしれません。

友達が多い人＝いい人なわけでも、優れた人なわけでもありません。友達の数が人の価値を決めるわけではないのです。**10代でたくさん友達ができなかったからといって、その後の人生がそれで決まるわけではありません。**身も蓋《ふた》もありませんが、そもそも学校という「同年代、同地域」というつながりだけで友達になろうということに多少の無理があるので、そこで見つからなかったからといって絶望することはないのです（逆にそこで見つかったら、一生ものの奇跡で、とてもすばらしいことです）。私は休み時間に一人で本を読んでいるタイプの小学生でしたが、大人になってからいろいろステキな友達に出会って、心の支えになっています（私が勝手に友達だと思っているだけかもしれませんが、まあそれはそれでいいと思えるくらい、ステキな人たちです）。

　思春期の頃は多くの人が、自分が他人からどう見られるかをとても気にしています。そのことにパワーを使いすぎてしんどいと思うなら、友達関係というものから距離を置くのも一つの方法です。

　友達関係でしんどくなってしまったときは、いっそ自分の趣味や好きなものを極めることに時間を使ってみてはどうでしょう。いわゆる「推《お》し活」ですが、これがある人は強いですね。**推しに没頭することで、同じ「推し」を持つ同士で横のつながりができ、結果的に友達ができていた、ということもあります。**それはクラス内に限らず、他校の人や、SNSでつながった人かもしれません。

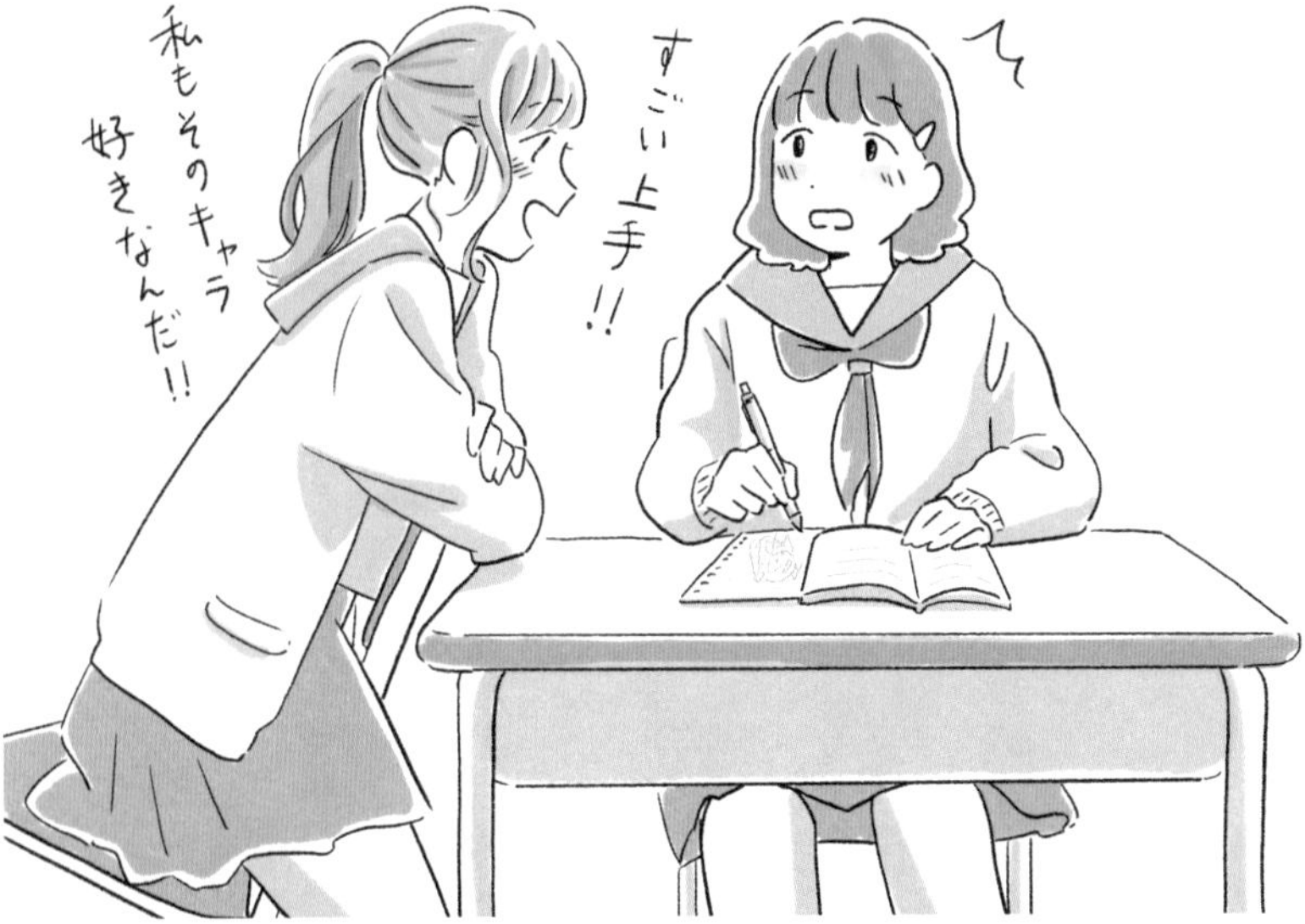

なお、しんどい人の中には「そんなこと言われても、もう自分で何が好きなのか、嫌いなのかもわからない」という状態の人もいるかもしれません。体の病気や心の病気の影響であれば専門的なケアが必要になりますが、それと並行しながらでも「自分の〝好き〟の芽を育てる」ということは、心をセルフケアする一つの方法です。いろんな新しいものに、少しずつトライしてみるのはどうでしょう。このマンガ読んでみようかな、

このお店入ってみようかな、など、何でもいいのです。もし〝これいいかも〟と感じたら、その気持ちをそっと大切に眺めてみてください。両手でそっと包み込むようなイメージです。誰にも言わなくてもいいですよ。結果、飽きてしまっても大丈夫。試行錯誤《しこうさくご》は回数が多い方がいいものです。かくいう私は10年以上この作業をしています（飽きっぽいのです。それに、好きなものはいくつもあった方がいいので、常に新規開拓です）。

「無理に友達を作らなきゃ」という呪縛《じゅばく》から逃れると、そのうち自分から「この人いいな、友達になりたい」と思う力がわいてくることがあります。他人の良さを自分から見つけられるということは、自分自身がステキな人に成長したということの現れでもあります。誰かの友達に〝してもらう〟ことを目指すのではなく、自分が好きな人を見つけて、その結果友達が〝できる〟といいですね。友達に〝してもらう〟ことに主眼をおくと、自分の価値が他人軸になってしまい、ともすれば自分を曲げて付き合うことになります。

それでもやっぱり、クラス内で一人でいるのはカッコ悪い、と思いますか？　もしかしたら、そんなあなたを、「人に流されなくてカッコいい」「自分もそうなりたい」と思って見ている人だっていると思いますよ。

POINT

- 友達が多い人＝いい人とは限らない
- 友達関係に悩むより、自分の「推し」を極めよう
- 友達に〝してもらう〟のではなく、友達が〝できる〟ほうを目指そう

親孝行しないといけない？

～親を幸せにする責任はあなたにはない

私たちは多かれ少なかれ、親のことを大事にしなければいけない、親を喜ばせなければならない、親子だからわかり合えるはず、といった考えをもっているのではないでしょうか。でも、それは幻想かもしれません。

親と子は、全く別の脳を持った、別々の個人です。「言わなくてもわかり合える」ことはないし、「親だから100％わかってくれる」こともありません。最初から期待しすぎるよりも、「別の人間だから、仕方がない」と思ったほうが、多少ラクかもしれません。

逆に、「親には親孝行をしなければならない」という義務もありません。あなたが親孝行したいのであればすればいい、そうでなければ無理にすることはありません。「親を笑顔にしなければ」「親を笑顔にできない自分は悪い子だ」なんて考える必要もありません。

親も何かで悩んでいるのかもしれない、親自身が癒《いや》されていないのかもしれない。だから責めてはいけないと思うかもしれませんが、親の問題は親自身が解決すべきであって、子どものあなたが背負うことはないのです。

親が不幸そうに見えたり、かわいそうに見えたり、たとえ「あんたのせいでこの家がうまくいかない」と言われたとしても、あなたがその責任を負う必要はありません。

子どもって、本当にごく幼いころから、親を笑顔にしたいと思っているものです。それは、けなげで悲しくなるくらいです。でも、その気持ちだけで充分です。

自分がいい気分で親の手助けができて、親も元気に「ありがとう」と言える、そういう健全で対等な状態ならOK。そうでない場合は、親が自分で自分の問題を解決できるまで少し距離をおきましょう。

POINT

● 親だからといって親孝行する義務はない（したければすればいい）

● 親の不幸の責任を子どもが負う必要はない

● 親を助けるのは、互いに健全で対等な関係の時だけ

大人の言うことは正しい？

～むしろ間違っていることのほうが多いかも

大人の言うことは正しいと思いきや、間違っていることも多いんです。少なくとも半分は間違っていると思うくらいでいいと思います。

間違っていても謝るどころか言い訳したり開き直ったり相手の揚げ足を取ったりして「おまえのほうが間違っている」と攻撃するような大人もいると思います。反論しても、強引な理論で自分を正当化しようとしたり、逆上したりするので、あまり関わらないのが得策です。

気をつけてほしいのは、強く攻撃してくる大人に対して、恐怖で固まってしまったり、圧倒されて服従してしまうこと。

そんな時は、**「大人だって完璧ではない」とつぶやいてみましょう。**

完璧ではないから、自分を大きくて完璧な存在と見せようとしたり、強い態度や言い方で、弱い人を支配しようとしている場合があります。

つい服従してしまう、言いなりになってしまうということが続くと、しだいに自分が間違っていて相手は正しいんだと思い込まされるようになっていきます。それが高じると、相手にほめてもらったり、喜んでもらうための行動だけをするようになったり、自発性がなくなり無気力になったり、とにかく気分が落ち込んだりします。あまり健全な関係性とはいえません。**この関係しんどいな、と思ったら、まずそのしんどい気持ちを認めるところから始めましょう。**

体がだるいとか、おなかの調子が悪くなるとか、頭が痛くなるとか、体にサインが出てくることもあります。それは体からのＳＯＳかもしれません。この場合も、体の不調を認めるところから始めてみましょう。

どこにしんどいところがあるか自分で見つけることができたら、しめたものです。その先は人に相談してみたり、関係性から距離を取ってみたり、いろいろなやりようを考えてみましょう。

なお、大人の言うことの多くは間違っていると書きましたが「いつでも疑ってかかれ」という意味ではありません。あなたが「この人は自分を導いてくれる人だ」と思うなら、すべてを真似ることもまた「学び」になり得ます。やっぱり違ったかな？　と思えば引き返せばいいのです。

POINT

- 大人の言うことは半分以上は間違っている
- 攻撃的な大人には関わらないのが得策
- 真似るべき大人をちゃんと見極めて

途中でやめるのは根性なし？

～危険な場からは逃げるが勝ち

怖い学校の先生や部活の顧問《こもん》の存在がしんどい時ってありませんか。それがつらくて学校に行きたくない、部活を辞めたい、だけど引き返せなくて、がんばって続けてしまうことがあるかもしれません。でも、ここでもやっぱり、その大人が完全に正しいとも限らないのです。またその人がしつけや指導、教育だと思っていて実際に「あなたのため」と言っていたとしても、あなたの気力がどんどん削《そ》がれていくようでは、良い師弟関係とはいえません。

それに「途中で辞めるのは根性なし」と思ってしまうかもしれませ

んが、実際には良くないと思う方へ突き進むよりも引き返す方が難しく、勇気も努力も必要です。

他に自分に向いていることがあると思って方向転換することは、スポーツ選手でも社会人でもよくあることです。気分が落ち込んで自暴自棄《じぼうじき》になってしまうほどしんどい環境であれば「逃げる」のはむしろ積極的な選択です。

「それでも、関係性を修復してでも、この場でがんばりたい」という気持ちがあるかもしれません。その場合でも、いつでもSOSを出せる準備を整えておいてください。PCOP《ピーコップ》（137ページ）を準備しておいてください。いつでもその場を去る選択肢があることを知ってください。

なお「ここで逃げたら一生チャレンジできない」という考えが浮かぶかもしれませんが、〝逃げ方を練習する〟という心持ちでもいいかもしれません。アクセル〝だけ〟ついている車は危険なので、ブレーキを装備するのと同じです。ブレーキをつけたからといって、あなたのアクセルの力が弱くなるわけではありませんよね。「自分自身を生きること」から逃げなければ、絶対に大丈夫です。

POINT

- 自分に合わないことを無理して続けなくていい
- 途中で辞めるのは、ほかにもっと良い道を探すため
- どうしても無理なときはSOSを出す

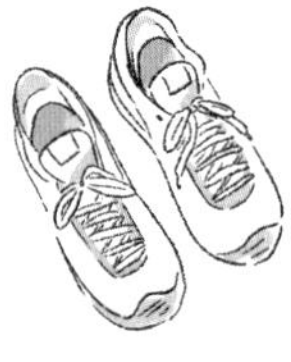

耳の痛い忠告はありがたい？

～聞かなくていい忠告もある

あなたに対して、ああしろ、こうしろと言ってくる人、その忠告は、ありがたいこともありますが、度がすぎると正直、しんどいですよね。

でも、日本には、「良薬《りょうやく》は口に苦し」ということわざもあるように、つらいことに耐えることが美徳という文化があります。子どもの頃から知らず知らずのうちにそういう考え方が染みついていると、「耳が痛い言葉だけど従わなければならない」、「素直に言うことを聞けない自分が悪いんだ」という気持ちになっていきます。

「耳の痛い忠告を一方的に受け取る」という関係が長く続くと、少しずつあなたの自信がむしばまれていってしまいます。その忠告は本当に「あなたのため」になっているでしょうか。もしかしたら、その人自身のためなのではないでしょうか。たとえば誰かが「口答えをするな」と言うのは「口答えをされると自分の至らなさを指摘されてしまうからやめてほしい」というメッセージが込められているようにも見えます（逆に親や指導者の立場になると「この怒りは子ども（相手）のため？　それとも自分が嫌なだけ？」と常に自問自答することになります）。

また、あなたをいじめる人、嫌なことを言ってくる人というのは、年上だったり目上の人だったりすることもしばしばあります。そうすると余計、言うことを聞かないといけないのかな、と思ってしまったりするのですが、社会的な地位と人格はまったく関係がありません。偉い人＝正しい人、あるいは良い人、というのは間違いです。**言うことを聞くか聞かないかは、その人の話を聞いて自分で決めたらいいのです。**

ただし、本当にあなたの成長を願って厳しいアドバイスをしてくれる、先生や部活動のコーチ、先輩、友人、もちろん親もいると思います。そういう人との見極めは難しい。見分け方としては、その人のアドバイスが、自分も「そうなりたい」と思っている、「こうあらねば」と思っている方向性と合致しているかどうか。言うことを聞いているうちに、どんどん苦しくなる、自分がダメな気がしてくる、という人は、あなたにとって良くない存在かもしれません。

POINT

● 耳の痛い忠告がすべて良い忠告とは限らない

● 立場が上の人の言葉だからといって無理に聞かなくていい

外見のことを言われるのは自分がダメだから？

～誰にもとやかく言われる筋合いはない

「太っている」とか「やせたほうがいいんじゃない」とか、人から外見のことを言われたらぐさっときますよね。だけど何も言い返せない。傷ついていることをさとられたくないから、ギャグで返したりしてしまう。そんな人って多いと思います。

でも、**本来は、他人に外見のことを言われる筋合いはありません。**

「やっぱり痩せたほうがいいのかな」、「こんな自分はダメだな」なんて思わなくていいし、むしろ、「あなたには関係ないでしょ」と怒っていいんです。

人を外見だけで評価することをルッキズムといいます。日本語で、「外見至上主義」といわれることもあります。「デブ」とか「ブス」といった言葉で人をからかうことは、容姿による差別にもつながる考え方です。世界的にも「ルッキズムはやめよう」という動きが広まっています。

ネガティブな発言だけではありません。ほめるつもりで「美人だね」とか「痩せた？」と言うことがありますが、ルッキズムの観点からは望ましくありません。これを繰り返すことで、「スリムである、美人であることに価値がある」という意識を刷り込んでいくことになるからです。

このような価値観にどっぷりつかっているから、より美しく、かわいらしく、カッコ良くあろうと過剰な努力をしてしまうし、そうではない自分に自信をなくしてしまうのです。

これとは逆に「体形に関係なくありのままの見た目を受け入れる」と

いう考え方を「ボディ・ポジティブ」と呼び、世界中に広まりつつあります。この考え方を受けて下着や服飾メーカーがいろいろな体形のモデルを起用して宣伝したり、小さい子どもたちが遊ぶバービー人形に多様な体形のものが登場したりといった動きも出ています。

テレビ番組でもまだ時々「見た目いじり」を見かけることがあるように、日常生活の中には「相手の容姿について許可なく言及してよい」という価値観が広がっていますが、少し疑いの眼差しをもってみてもいいかもしれません。それに、当然ながら、見た目とその人の価値とは関係がありません。

自分や他人の見た目をジャッジしない、あるいは見た目からその人のことをジャッジしないことを心がけると、ずいぶんときゅうくつさがなくなると思います。正直、私はルッキズムに強くとらわれて、自分や他人をジャッジしていた時期がありました。他人を傷つけたことは反省せねばなりません。現在も自分の中にルッキズムがまったくないとは言えませんが、この言葉を知ってとらわれが減り、少しラクになりました。

また、自分の良い面をたくさん見つけて「自分にはこれしかない」という状況にならないようにすることも大切です。**人から何かをけなされたとしても「でも、こんな良いところもあるから大丈夫」と自分にOKを出せるとラクちんです。**たまには自分の良いところを人に尋ねてみると、新しい発見があるかもしれませんよ。

POINT

- 外見のことをバカにされたら怒っていい
- 自分の美点をたくさん見つけ出そう

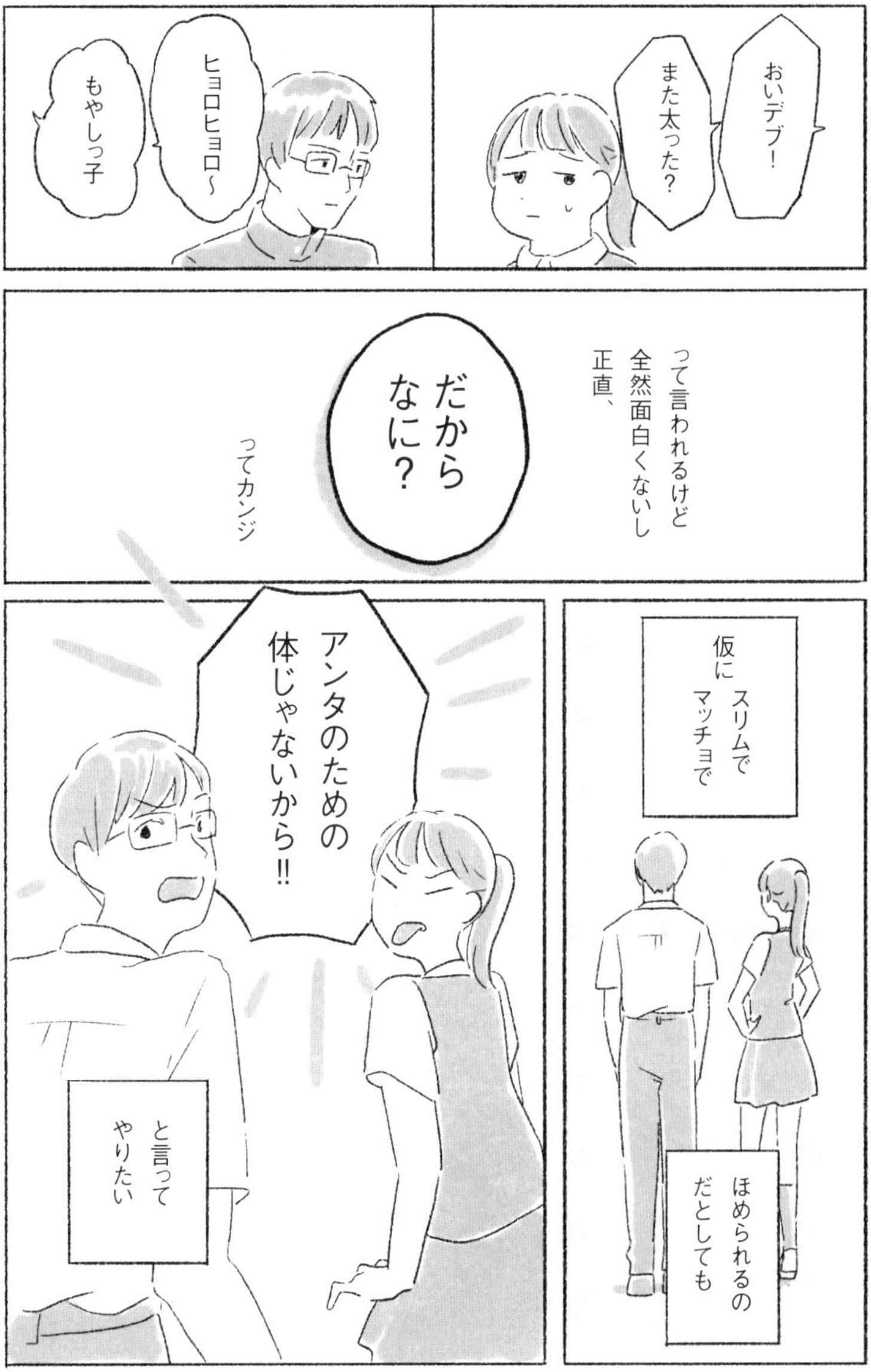
おいデブ！
また太った？
ヒョロヒョロ〜
もやしっ子
って言われるけど
全然面白くないし
正直、
だから
なに？
ってカンジ
仮に
スリムで
マッチョで
ほめられるの
だとしても
アンタのための
体じゃないから!!
と言って
やりたい

がまんはカッコいい？

～がまんは偉《えら》くないしカッコよくもない

自分がつらい時、こんなことでＳＯＳを出していいのかな？　弱い人間だと思われないかな？　と不安になることは誰にでもあると思います。それは、日本には、がまん文化というか、「耐えた人がエライ」という風潮があるからではないでしょうか。

小さい時から「がまんできないのはダメなやつだ」とか「自分のことをペラペラしゃべるのはカッコ良くない」などという考えのもと育った人も少なくないと思います。しかし、自分のことを客観的に見て状況を人に伝えるというのは、生きる上でとても重要なスキルの一つです。限

界ギリギリになる前に「私、今困ってるよ」とパスを回せるようになったもの勝ちだと思います。

自分が嫌だな、つらいなと思った時がSOSの出し時です。

勇気を出してSOSを出してみたら、誰かが助けてくれたり、解決法を教えてくれて、拍子抜けするくらいものごとが簡単に解決することはよくあります。

「最近の若者は根性がない」とか「すぐにあきらめる」とかいわれますよね。でも、その背景を考えてみると、その原因を作ったのは、大人たちではないかと思います。

失敗を許さない文化、成功した時だけほめられる環境が、子どもたちを追い詰めたのではないでしょうか。

「失敗しても大丈夫だよ」とか、「うまくいかなくても、あなたを愛しているよ」と言われたことがない、常に達成だけを求められ、達成のみを認められてきた子どもたち。そんな子どもたちが、失敗を恐れて挑戦しない、成功しそうにないことは最初からやらない人になっていったのではないでしょうか。

実はこれは、大人も同じで、会社でも子育てでも完璧を求められ、失敗したらおしまいだ、これしかないという空気が世の中に蔓延《まんえん》していると思います。考えてみれば、大人も気の毒ですね。今までがまんをしてきた大人が、その腹いせに子どもにもがまんを強いているのかもしれません。

でも、案外、とことん失敗しても、日本では生きていけます。そういうセーフティネットはちゃんとある国なんです。

がんばれない自分はダメだと責めすぎないで。完璧にやろうとする自分をねぎらうところから始めてみてもいいんじゃないでしょうか。

ただし、人に強《し》いられるのではなくて、自分で設定するがまんは別で

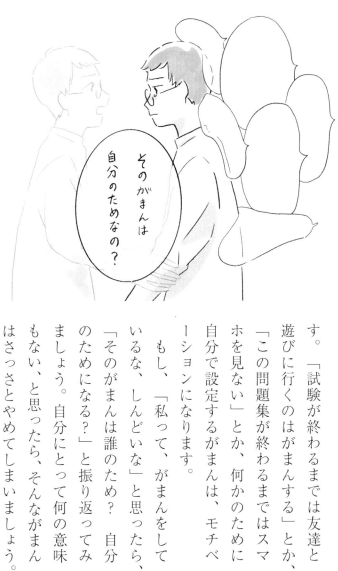

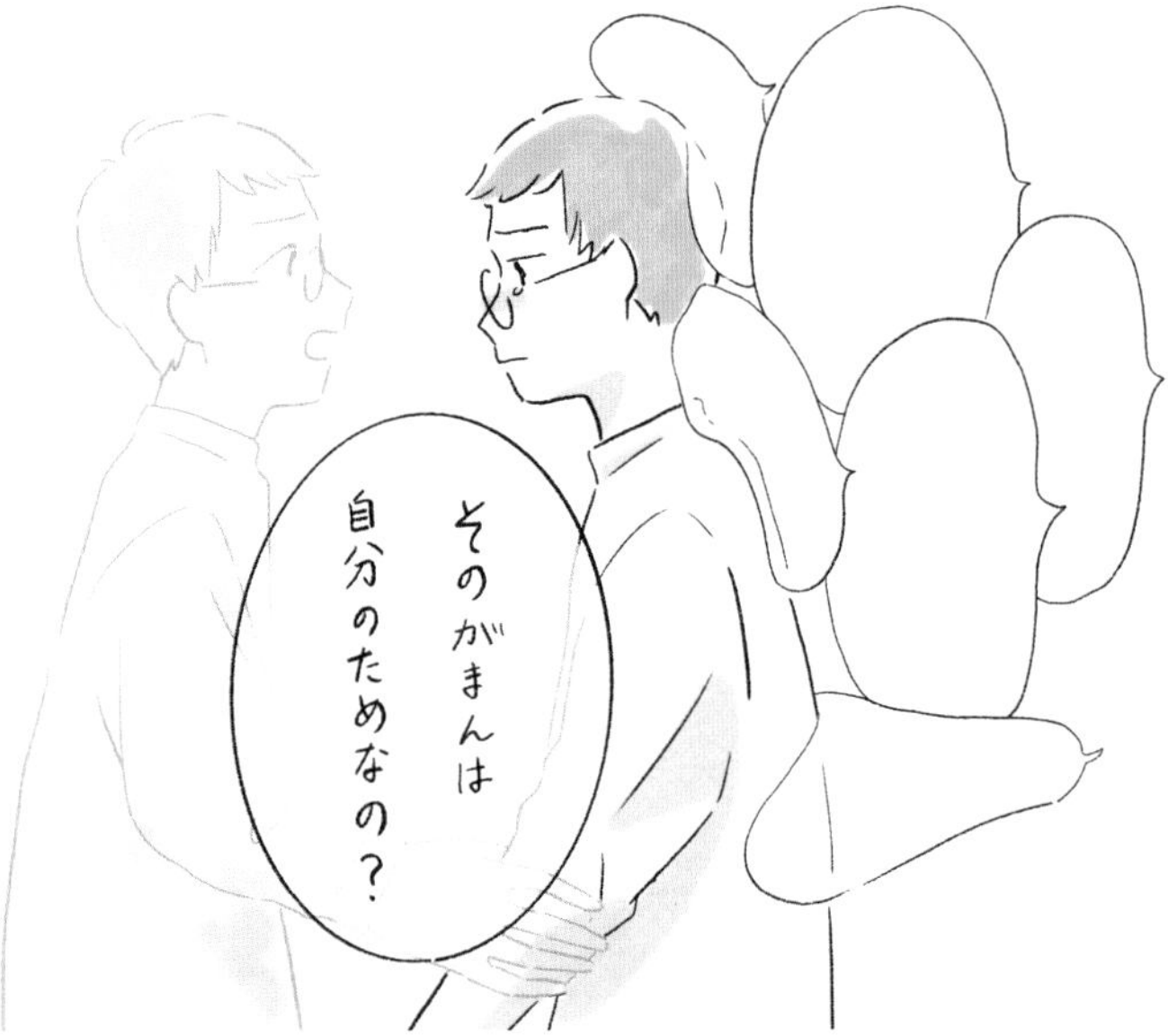

す。「試験が終わるまでは友達と遊びに行くのはがまんする」とか、「この問題集が終わるまではスマホを見ない」とか、何かのために自分で設定するがまんは、モチベーションになります。

もし、「私って、がまんをしているな、しんどいな」と思ったら、「そのがまんは誰のため？　自分のためになる？」と振り返ってみましょう。自分にとって何の意味もない、と思ったら、そんながまんはさっさとやめてしまいましょう。

POINT

- がまんより、ＳＯＳを出せたもの勝ち
- 失敗してもチャレンジしたことに価値がある
- 自分のために自分で設定するがまんはＯＫ

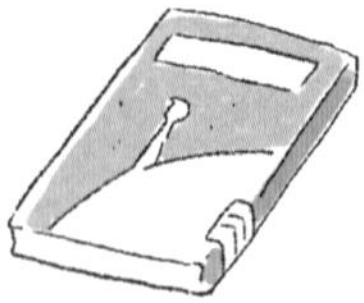

ゲームやアニメばっかり！　そんなことより勉強しなさい

～好きなものがあることは人生を豊かにする

子ども自身が好きでハマっているものに対して親や先生が「やめなさい」と言ったり、無理やり取り上げようとすることがありますね。自分の好きなものを、まるで価値がないかのように扱われると、とても悲しい気持ちになってしまいます。

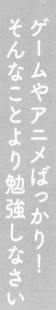

大人自身が好きなものや大切なものを守りきれていないと、好きなことをしている子どもを見て無性《むしょう》に腹を立ててしまうことがあるようです。

大事なものを取り上げられてきてしまった人に対しては、それをもう一度取り戻すことを願うばかりです。

「趣味」「好き」「推《お》し」は、強力な力を持っています。これらを守ることは、あなた自身を守ることにもつながります。たとえば、オーストラリアの研究では、芸術的な趣味に週に2時間以上を費やす人は、それより少ない人よりも、精神的な幸福度が高いことが報告されています（注1）。ここでいう「芸術（art）」には、ライブに行くことや、ネットで演劇などを鑑賞することなども含まれます。推し活に近いですね。

なお、ゲームやネットの場合、大人は「依存」を心配します。「嗜《し》癖《へき》」ともいいます。最初は楽しく使っていたのに、だんだんそれがある時が普通になり、なくなると激しくイライラしたり、どんどん使う量や時間が増えていったりすることを指します。こうなると日常生活のすべてのことを犠牲にしてそのことにのめり込むようになります。

注意したいのは、依存は意志の強さや弱さとは関係ありません。脳の

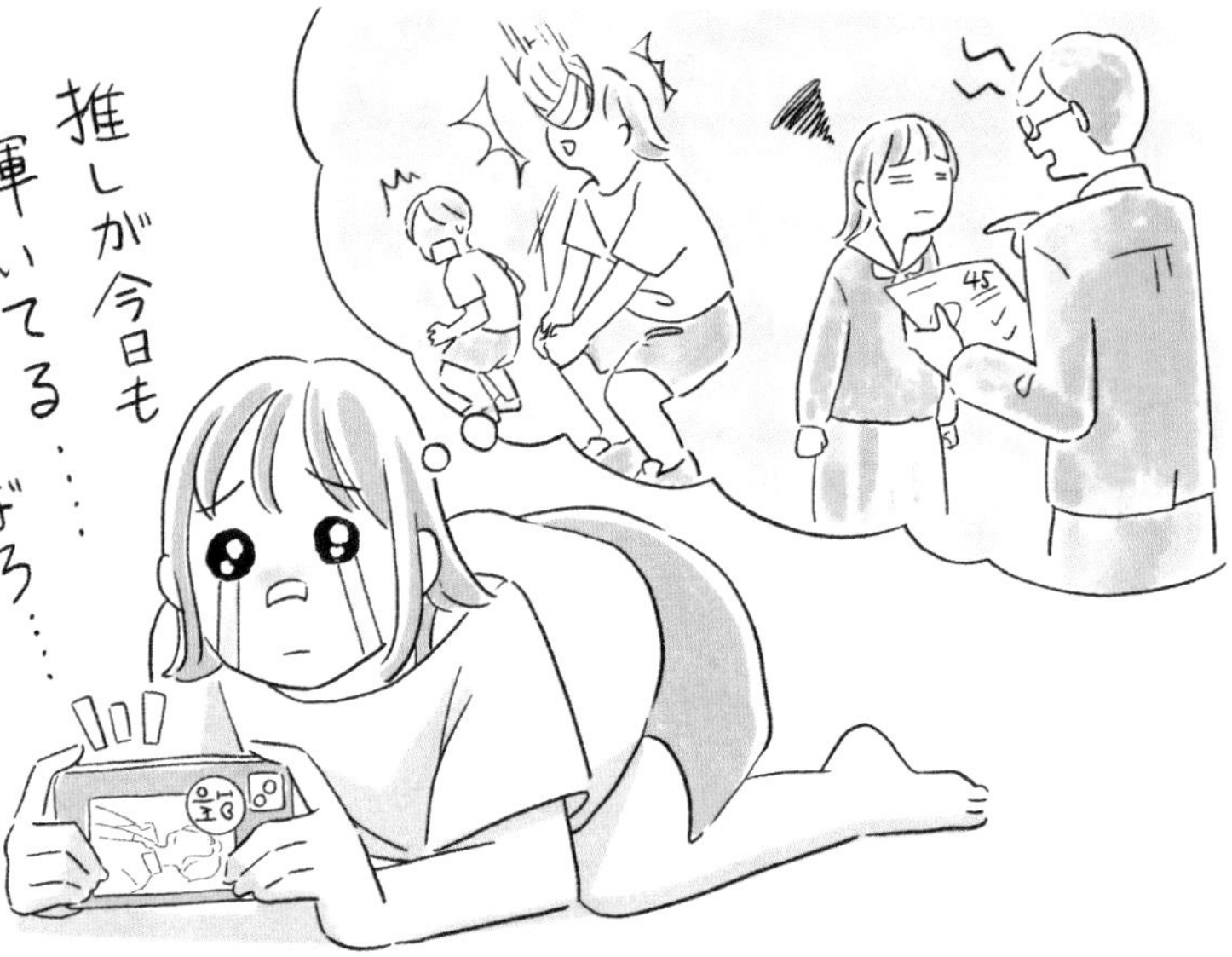

機能が変化することによって起こります。むしろ依存のきっかけは「今のつらい環境を、一人でなんとかして乗り越えよう」という気持ちであることも多いのです。

依存にならずにうまく「推しパワー」を使うには、二つのことを意識してみましょう。一つ目は、**人とのつながりをもっておくこと**。家族や友人との関係性をメンテナンスしておき、いつでも相談し合えると最高です。しんどい時に一人でなんとかしようとすると、バランスが崩れやすくなります。

二つ目は、**いろんな種類の「好き」「推し」をもっておくこと**が望まれます。スポーツや楽器、絵や創作活動など、できるだけ体や手先を使った趣味ももっておくと良いですね。常に開拓していきましょう。

もし、スマホやゲームにハマりすぎて、「自分だけでは止められない。ほかのことに集中できない」と思った時は、誰かに頼んで短時間だけ隠してもらうという方法もあります。

受験勉強で忙しくて、一時的に好きなことを忘れなければならないこともあるかもしれません。その時は、「受験が終わったらやりたいことリスト」を作って、そこに書いておきましょう。矛盾するようですが、好きなことって案外忘れてしまうものなんですよね。だから忘れないように書いておいて、その気になればいつでも取り掛かれるようにしておくのです。

そのリストは、忙しさにかまけて自分を見失いそうになった時、生きるのがしんどくなった時、「あ、私ってこんなことが好きだったんだな、また始めてみようかな」と、きっとあなたを助けてくれるはずです。

POINT

- 推しがある人のほうが幸福度が高い
- 親が反対しても推しは守ろう
- 推しを複数もつことが依存に陥《おちい》らないコツ

学校に行かないと大変なことになる?

～学ぶ方法は多様

学ぶことはステキなことです。でも学校に行くのがつらい、頭では行かなければと思っているのに体が言うことをきかない。そういう時、つらいですよね。まわりの大人にも「学校に行かないと大変なことになるよ」と言われ、どんどん追い詰められてしまいます。

文部科学省によると、2019年度の中学生の不登校者は約12万8千人(3・9%)(注2)、2018年に日本財団が発表した報告によると「不登校傾向」の中学生は約33万人(10・2%)といわれています(注3)。

「実は自分でも学校には行きたい、だけど行けない」という場合は、まずは、何が妨げになっているかを明らかにすることが望まれます。自分の心や体の調子なのか、友達関係なのか、先生なのか、授業の内容がわからないからなのか、どこかに解決できる点があるでしょうか。

原因を明らかにして、それらが解決するなら行きたい、行けるというのであれば、解決の方法を探りましょう。

原因が複雑にからみ合っている場合や、自分だけではは っきりとは気づかない場合もあります。自分や身近な家族ではなかなか見えてこない時もあるので、まわりの人に協力を求めてみることをおすすめします。

病院の医師や看護師さん、信頼できる先生、スクールカウンセラー、教育相談担当の先生など、必ずあなたの事情を理解し、全力でサポートしてくれる人がいるはずです。解決できるポイントがはっきりしてきたら、サポートを受けながら改善に向けて進んでいきましょう。

でも、そもそも学校に行かないとそんなに大変なことになるのでしょうか。本当に人生終わってしまうのでしょうか。「学校に行くのは子どもの義務」なのでしょうか。学校へ行くことが絶対条件なのでしょうか。

本来は、**学校教育は子どもの義務ではなく、「教育を受けさせるのが保護者の義務」となっています。**日本国憲法第二十六条には「すべて国民は、法律の定めるところにより、その能力に応じて、ひとしく教育を受ける権利を有する。」「すべて国民は、法律の定めるところにより、その保護する子女に普通教育を受けさせる義務を負ふ。義務教育は、これを無償《むしょう》とする。」とあります（注4）。普通教育とは「通例、全国民に共通の、一般的・基礎的な、職業的・専門的でない教育を指す」（注5）とされ、学校で学ぶこと自体は要件に入っていません。また、2017年2月に施行された「義務教育の段階における普通教育に相当する教育の機会の確保等に関する法律」（教育機会確保法）では学校以外の場での多様な教育活動の重要性が示されています。

普通教育を身につけるための選択肢は広がっています。自宅学習できるツールは年々ブラッシュアップされており、個人の達成度に応じてどの段階からでもスタートすることができます。通信制高校は、ちゃんと卒業資格がもらえます。目で見て理解するほうが得意、耳で音声を聴きながら学ぶほうが得意など、最適な学び方は人それぞれ異なります。学校の授業はその性質上どうしても画一的なものになりがちで、それが学校に行きたくない理由の一つになっていることもあります。動画で学べる自宅学習のほうがむしろ合っている可能性すらあります。そのほか、フリースクールやサポート校で学びを続ける選択肢もあります。

「社会に出たら理不尽《りふじん》なことばかりだから、学校で理不尽に慣れる必要がある」という言い方がされることもあります。とくに自分が何かをがまんしている人は、他人ががまんせずノビノビしているのを見ると、許せなくなってしまうようです。

確かに社会は理不尽なことがありますが、身につけるべきは理不尽へのがまんではなく、理不尽を見抜く力とそれを解消する力です。学校でがまんに慣れてしまうと、その先どこかで自分が不当に扱われても、それが良くないことだとわからなくなってしまい危険です。

文部科学省では、1993年度に不登校であった中学3年生、2006年度に不登校であった中学3年生に対し、それぞれ5年間の追跡調査を行っています。これによると、不登校経験者の高校進学率はこの13年間で大幅に増加（65・3%↓85・1%）する一方、高校中退率は大幅に下がりました（37・9%↓14・0%）。さらに、大学・短大・高専へ進学している割合も向上（8・5%↓22・8%）し、就学も就業もしていない割合は減少しました（22・8%↓18・1%）（注6）。「学校に行かないと大変なことになる、人生終わりだ」とするには弱い結果です。

学校に行きたくないというできごとは、自分の中の何かを早めに見つ

けるヒントになるかもしれません。学校に行って疲れたら、大人が有給休暇を取るのと同じように、少し休むのも大いにありです（自分で休む日を決めて自分で回復できたら、すばらしい自己コントロールですね）。そして自分に合った学びの方法やチャンスを、虎視眈々《こしたんたん》と探しましょう。

POINT

- 行けない理由をつきとめ、人の助けも借りて解決策しよう
- 学校に行かなくてもオンラインで学べる
- 疲れたらリフレッシュ休暇もあり

将来の夢や目標はしっかりもっておくべき？

～夢や目標、負担になるなら適当に

学校でも親戚《しんせき》に会った時なども「大きくなったら何になりたいの？」と聞かれますよね。目標があって、そこに向かって自分を励《はげ》まし進んでいくことはすばらしいことです。でもウキウキと答えられる場合ばかりではありません。

将来なんか想像することができないくらいに今がしんどい場合、なりたいものはあるけれど「どうせ自分なんて」という思いがじゃまをして考えたくない場合、「家業を継ぐべき」など無言の圧力にどうもしっくり来ていない場合など、いろいろ理由はあると思います。

もし「夢は？」と聞かれて苦しくなってしまったら、「いろいろあって考え中」などと適当に答えておくのもありです。ただし、「今回は、あえて適当に答えたけど、あとでちゃんと考えよう」と、自分の中ではわかったうえで答えるといいでしょう。そして、一人の時間に「自分が今やりたいことは何かな？」「自分が、誰に認められなくても、〝楽しいな〟と思えることは何かな？」と考えてみるのはどうでしょう。

誰かに寄りかからない、自分だけの夢や目標ができるとステキですね。誰かにほめられるためにがんばっていると、どこかで限界が来ます。誰一人として、あなたの人生の最後まで責任をもってはくれませんから。

あと、夢をエサにしてさまざまな苦痛を強制してくる大人には気をつけてください。「お前のためだ」という言葉のもとに行われることの中には、実際はあなたのためではなく、その大人のためであることも、ふくまれています。課せられる苦痛や努力があなた自身のためになるかならないかは、自分が一番よくわかると思いますので、時々検証してください。

え？　その自分が頼りにならないって？　ずいぶん自信がないようですが、今までこの過酷な世の中を生き抜いてきたんですから、大丈夫。

個人的には、夢や目標がなくても、向上心のかけらもなくても、誰からも責められず、劣等感を感じることもなく、毎日楽しく生きていける社会になるといいなと思っています。

POINT

- 聞かれるのがつらければ「考え中」とごまかすのもあり
- 一人の時間にひそかに考え続けましょう
- 夢をエサに苦痛を強要してくる大人には要注意

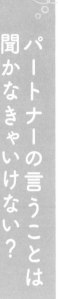

パートナーの言うことは聞かなきゃいけない？

～嫌なら聞かないほうがいい

あなたに彼氏・彼女などパートナーがいたとしましょう。体調がとても悪い時に「デートしたい」「キスしたい」「セックスしたい」と言われて、断れますか？　「好きだけれど、そういうことはしたくない」ということについて、正直に話し合えますか？

相手が好きかどうかと、その人とどういう行為をしたいかは、まったく別物です。「相手のことを好きだから何もかも受け入れないといけない」ということはありません。**あなたの心も体も、とても大切なものな**

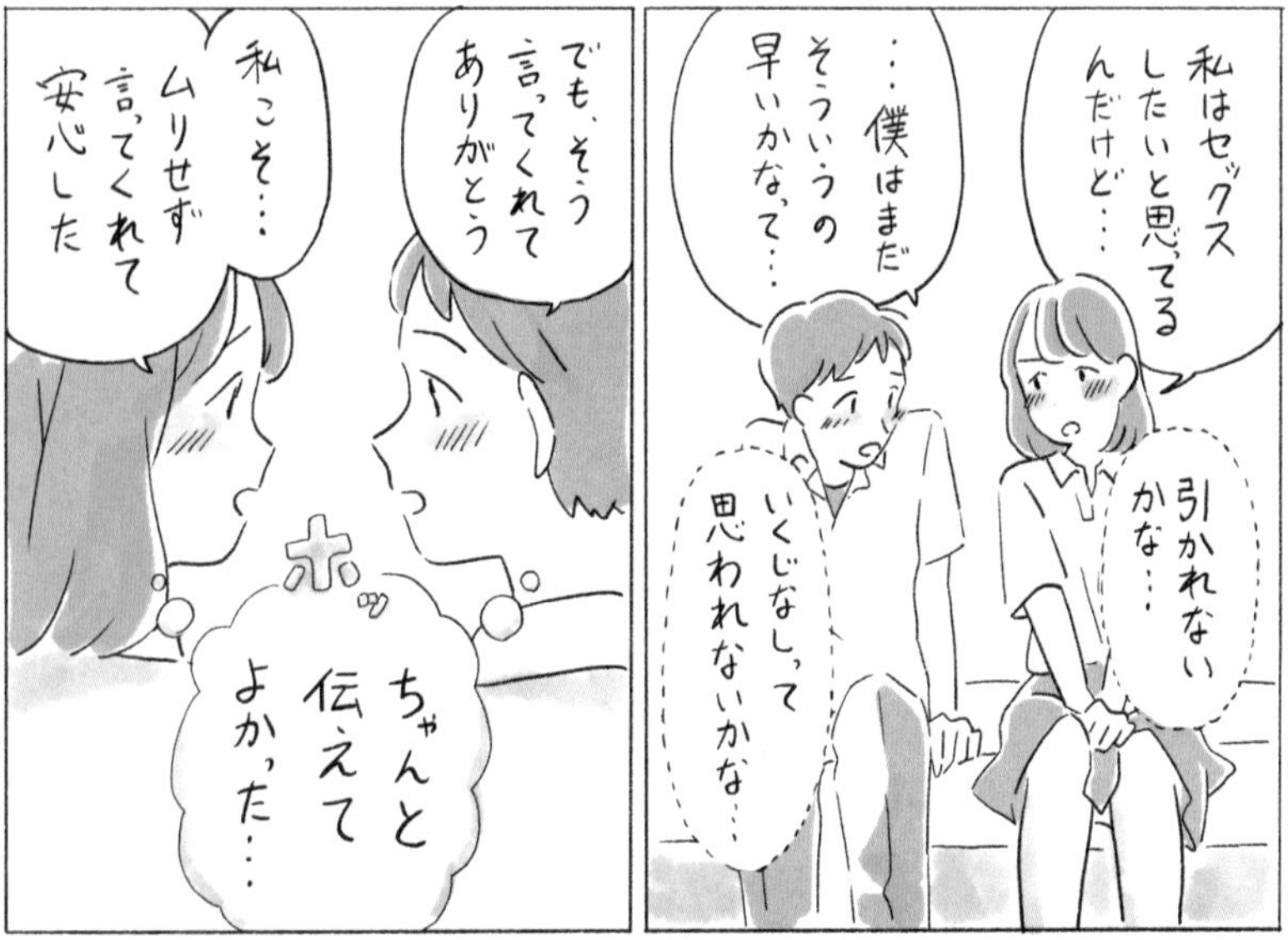
私はセックスしたいと思ってるんだけど…
…僕はまだそういうの早いかな、て…
引かれないかな…
いくじなしって思われないかな…
でも、そう言ってくれてありがとう
私こそ…ムリせず言ってくれて安心した
ホッ
ちゃんと伝えてよかった…

ので、「嫌だな」「したくないな」と思った時には、あなたはあなたを守らないといけません。

「それでも、怒られるかもしれないから言えない」「相手の機嫌が悪くなってしまうから話し合えない」と心配な人はいるかもしれません。でもちょっと待ってください。それってそもそも「対等」な関係でお付き合いをしているのでしょうか？

恋愛関係は対等な関係で成り立つもの。片方ががまんを強いられていて、話し合いができないという時には、関係性を見直してみてもいいかもしれません。対等な関係ではなく、一種の支配関係になっている可能性があります。

最初はパートナーと対等な関係だと思っていたのに、いつの間にか支配関係に移行しているという場合もしばしばあります。

お互いがその行為を積極的にしたいかどうか確認することを「性的同意」といいます。性的同意のない性的な行為は性犯罪です。昔は「嫌よ嫌よも好きのうち」と、否定すら肯定に受け取られかねない状況がありましたが、徐々に「No means No（嫌と言ったらそれは本当に拒否の意味）」というスローガンが浸透し、近年ではさらに進んで「Yes means Yes（いいよ、と言って初めて同意が取れたことになる）」という言葉が広まっています。

「態度」や「暗黙の了解」ではなく、相手に言葉で明確に同意を求め

る「積極的同意」が必要であると考えられるようになっています。

なお、関係性に地位の差（上下関係）がある場合には、いくら「Yes」と言ってもそれは自由意志だとみなされません。たとえば全英児童虐待防止協会は「地位ある大人（教師、ケアワーカー、医師など）が、自身がケアしている未成年者と性的交渉をもつことは違法である」と声明を出しています（注7）。

カナダの法務省のページにも「教師やコーチ、ケアやサポートを提供している人との性的同意はできない」と記されています（注8）。地位に差がある場合には、基本的に性的同意は成立しないと考えてください。地位上の地位に立つ人は特段の注意が必要です。

逆にあなたが相手と性的な行為がしたくなった時には、相手の権利を尊重して、必ず同意を取るようにしてください。繰り返しますが、性的同意のない性的な行為は犯罪です。

ここまでの話は、性的な行為に関する正しい知識があることが前提です。インターネット上には性の話題に関して誤った知識が大量に流れています。正しい知識を身につけておいてください。49ページでも紹介した『CHOICE』は非常によい指南書になると思います。

POINT

- 嫌なことは「嫌」と言っていい
- 性的同意のない性的な行為は性犯罪！
- 性について正しい知識をもっておこう

落ち込んだ姿を見せるのはカッコ悪い？

〜しんどい時こそSOSの出し時

強くあろうとがんばっていると、しばしば自分自身の心身の疲れや傷つきを無視しがちになってしまいます。ひどい虫歯に被《かぶ》せものをすると、中に膿《うみ》が溜《た》まって歯茎《はぐき》が腫《は》れてくることがあるように、自分自身の疲れや傷つきに無理やりふたをしていると、予期しないところからほころんでくることがあります。

頭が痛くなったり、お腹が痛くなったり、現実味がなくなる感じがしてきたり、眠れなくなったり、イライラしたり……。ずっとふたをしていると、それがどんどんひどくなっていくばかり。

そんな時は、頭の中の「がんばろう」をいったん脇《わき》においてて、何がしんどいのか見てみましょう。

とはいえ、疲れや傷つきを見るのは勇気がいりますよね。「どうせ、どうにもならない」と思ってしまうこともたくさんあると思います。

自分自身が人に認められたいという気持ちだったり、いばりたい気持ちだったり、嫉妬《しっと》だったり、支配したい気持ちだったり。目をそむけたいような感情が隠れているかもしれません。

でも、もしよかったら、まずは何が隠れているのか観察してみてください。それだけでラクになることもよくあります（第3章を参照）。

そして体や心が疲れている時には「どうせ誰かに相談したってどうにもならない」と考えがちになることは知っておいてもいいかもしれません。**どう考えたって誰も助けてくれない、強くそう思ってしまう時こそが、逆に相談のし時かもしれません。**

何ごとにも、良い面があるものですが、人間はどうしてもネガティブに偏ってしまいます。自分のネガティブな考えをポジティブに言い換えたリストを作り、時々見返すのも手です。私も実際にやっていますので一部を紹介します（次ページ）。頭の中に超ポジティブ人間を想定するとやりやすいですよ。

POINT

- しんどい理由を冷静に見つめてみよう
- しんどい時こそ、人に相談してみよう
- ネガティブ思考はポジティブに言い換える

ネガティブ思考		ポジティブ思考
自信がない	➡	私って謙虚だな！
怒られたくない	➡	私って慎重だな！
打たれ弱い	➡	私は周囲の環境に敏感なんだな！
人から嫌われたら嫌だ	➡	私って、思いやりがありすぎるんだわ！
すぐ死にたくなる	➡	もはや失うものがない！
何か言われるとへこみまくる	➡	何か言われないようにがんばれていいな！
でも自己顕示欲もある	➡	ちょうどいいバランス！
へこんだら体が固まって動けない	➡	いろんなコーピング（第3章を参照）を使いこなすチャンスだ！
気分のムラが激しい	➡	多面的な考えが持ててベリーグッド！
何もしたくない時間がやってくる	➡	無駄なことをせずにすんでいい！
何も楽しくないし趣味もない	➡	楽しさを求める旅は楽しい！（遠足の前と同じ）
今日は調子が良いけど、どうせまた落ちるだろう	➡	死なずにすんだらまたいい日がある！

甘えたら負け、一人でやれ

～うまく甘えてみよう

「それは甘えだ」「甘えるな」と言われたことのある人や、自分自身に言う人は少なくないと思います。

でも本当にそうなのでしょうか。自分なりに工夫をしてみたものの、がんばりたくてもがんばれない、そんな状況に陥《おちい》っていないでしょうか。がんばれない理由はいろいろあると思います。体がしんどい。音がうるさい。失敗が怖い。一人で心細い。

本当は気合いだけでどうこうなる問題ではないかもしれません。休むことや人に相談することも、自分自身に対する責任、生き延びるための責任であると考えることもできます。

他人に向かって「それは甘えだ」「甘えるな」と言う人は、その人自身も自分のしんどさにふたをしてがんばってきた人なのだろうと思います。とはいえ自分より立場が弱い人、言い返せない人に向かって「甘えるな」と言うのは、他人を使ったストレス発散に過ぎません。そういう人の言うことは聞き流してしまいましょう。

POINT

- しんどさにふたをするのはやめよう
- つらい時に休むことは、生き延びるための責任
- 他人の「甘えるな」は聞き流そう

相手の気持ちを考えなさい

〜相手の気持ちは相手の持ち物。考えても意味がない

「相手に嫌われてしまったんじゃないか」

「期待に応《こた》えられただろうか」

これらはすべて、自分ではコントロールできないことがらです。あなたが人のことを思いやっているようなやり方で、すべての人が相手を思いやっているとは限りません。むしろあなたとまったく同じように他人について考えている人はこの世に一人もいません。

一人もです。

脳が違うので、思考や行動が同じにはなり得ないのです。このため、他人の頭の中を想像するのは、楽しければ良いのですが、そうでなければむなしいだけです。

そもそも**相手が怒っていようが悲しんでいようが、それはあなたのせいではありません**（えー！と思うかもしれませんが、そうなんです）。相手の気持ちは相手の持ち物です。相手は相手なりに、勝手に感情を感じる権利がありますし、別人であるあなたには計り知れない事情があるものです。じゃましないようにそっとしておきましょう。

その相手が親や先生などの大人だった場合、余計に相手の機嫌が気になるかもしれません。でも、もしあなたが「親や先生を怒らせないようにしないと」「機嫌を取らないと」「傷つけないようにしないと」と今まさに思っているとすれば、それは苦しい状況にいると考えられます。

とてもよくがんばっていますね。

でも、その状況が長く続くのは良くないことです。たとえその人があなたの保護者や指導者であったとしてもです。その人に感謝しているとしてもです。

これ、おかしいな？　ちょっと、しんどいな？　と思うことがあれば、ぜひ記録を取っておいてください。その方法は、第3章で説明します。

自分にとってのおかしいこと、しんどいことを自覚することは、あなたがラクになるためにとても大切です（「誰かにおかしいと思われそうなこと」ではなく、「自分がどう思うか」を大事にしてください）。

ちなみに親や先生の機嫌はもちろんその人自身のもので、機嫌が良いも悪いもその人自身に責任があるものです。

いつもつい、人の心の中をネガティブに解釈してしまう人は、実はそういう考えの癖《くせ》ができてしまっていて、その癖に支配されているのです。

たとえば、親がいつもささいなことに怒る家庭に育つと、「怒っているのかな」と常に相手の顔色を気にする癖が身についてしまいます。それは自分に固有の癖であって、他人もそう考えるとは限らないのです。

人の気持ちはわからなくて当然。わざわざネガティブに考えて自分を苦しめることはありません。「嫌われたかな」「怒らせたかな」と不安な気持ちになったら、「あ、また癖がでちゃったな」と気づいて、すぐにそんな気持ちは、忘れてしまいましょう。

POINT

- 他人の考えと自分の考えは100%同じではない
- 相手の怒りや悲しみはあなたのせいではない
- なぜしんどいのか、記録をとって自覚する

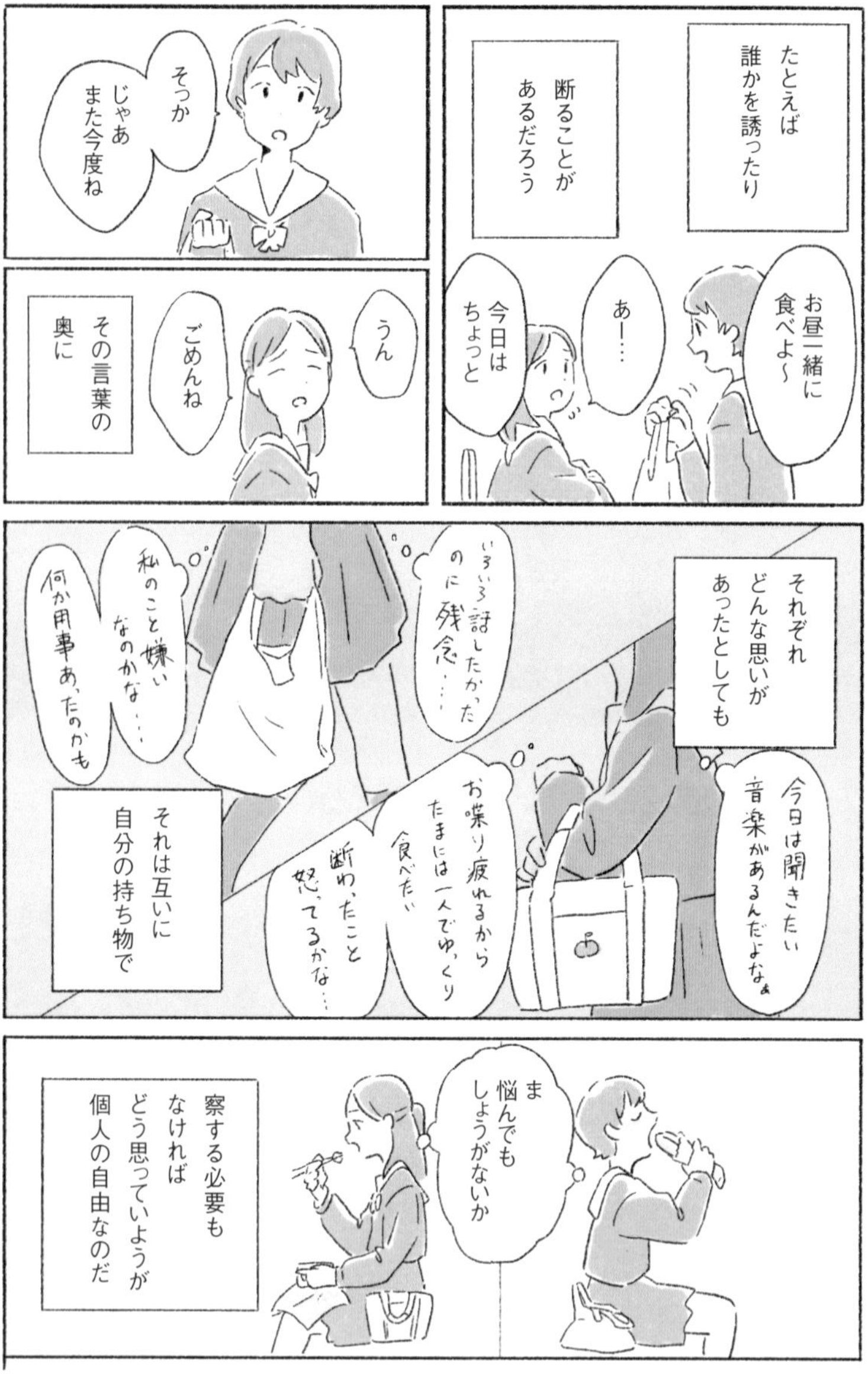
たとえば
誰かを誘ったり
断ることが
あるだろう
お昼一緒に
食べよ～
あー…
今日は
ちょっと
そっか
じゃあ
また今度ね
うん
ごめんね
その言葉の
奥に
それぞれ
どんな思いが
あったとしても
今日は聞きたい
音楽があるんだよなぁ
いろいろ話したかった
のに残念…
私のこと嫌い
なのかな…
何か用事あったのかも
お喋り疲れるから
たまには一人でゆっくり
食べたい
断わったこと
怒ってるかな…
それは互いに
自分の持ち物で
ま
悩んでも
しょうがないか
察する必要も
なければ
どう思っていようが
個人の自由なのだ

第3章

しんどさを手放し ラクに生きるスキル

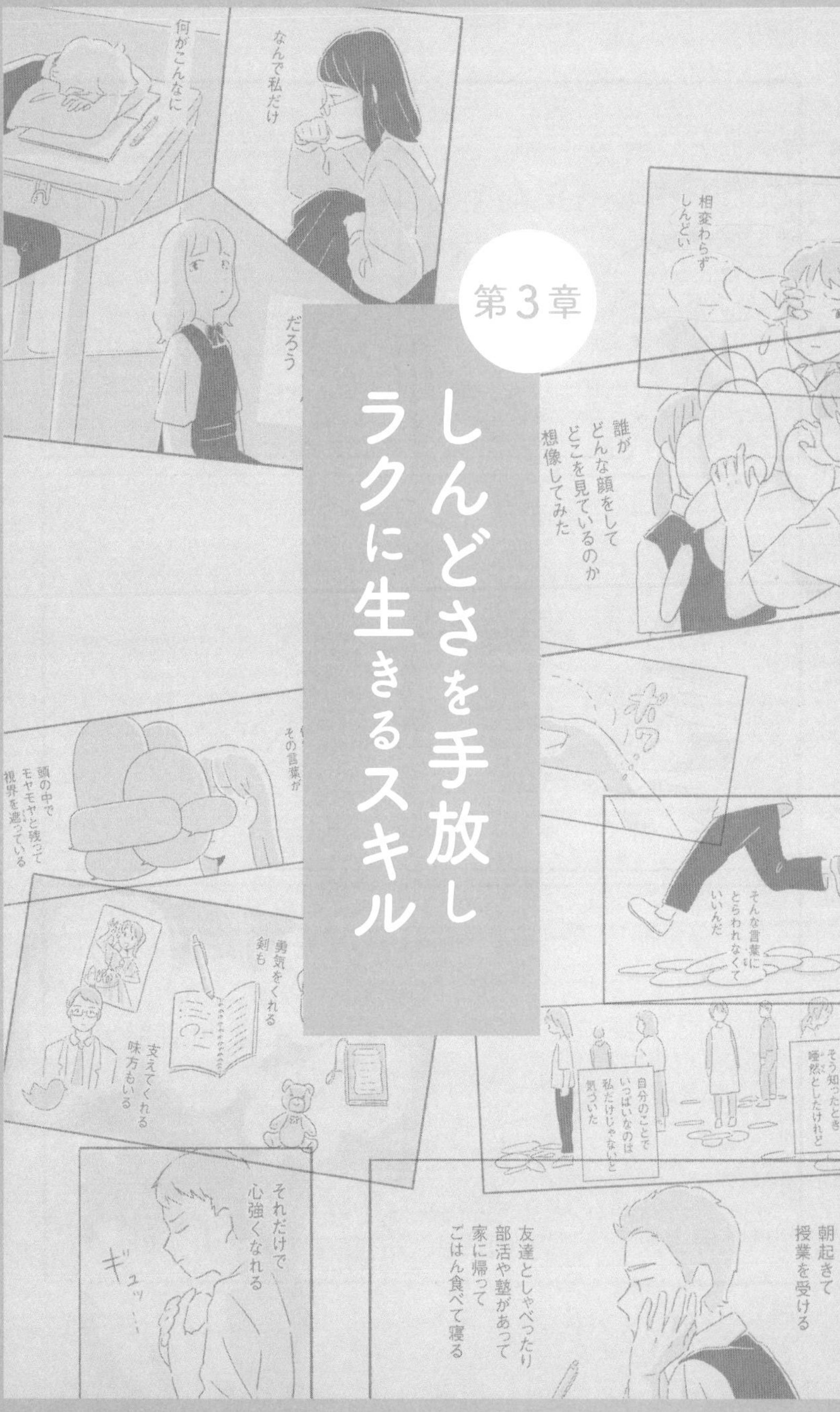
なんで私だけ
何がこんなに
だろう
相変わらず しんどい
誰が どんな顔をして どこを見ているのか 想像してみた
その言葉が
頭の中で モヤモヤと残って 視界を遮っている
そんな言葉に とらわれなくて いいんだ
勇気をくれる 剣も
支えてくれる 味方もいる
そう知ったとき 唖然としたけれど
自分のことで いっぱいなのは 私だけじゃないと 気づいた
朝起きて 授業を受ける
友達としゃべったり 部活や塾があって 家に帰って ごはん食べて寝る
それだけで 心強くなれる
ギュッ…

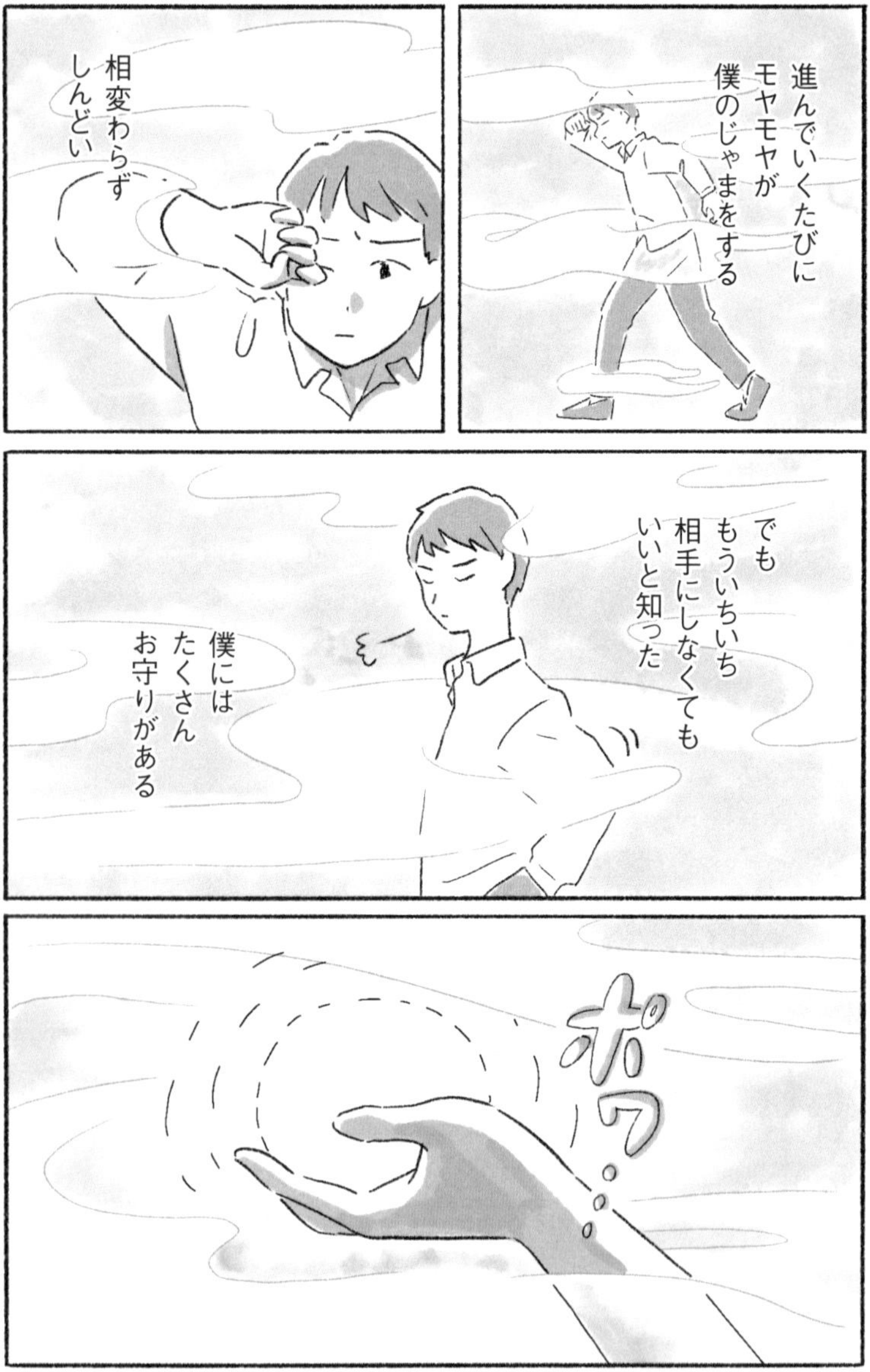
進んでいくたびに
モヤモヤが
僕のじゃまをする
相変わらず
しんどい
でも
もういちいち
相手にしなくても
いいと知った
僕には
たくさん
お守りがある
ポワ

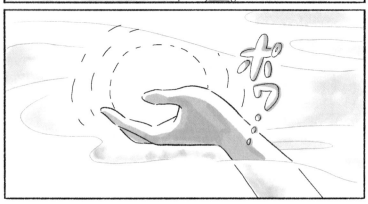

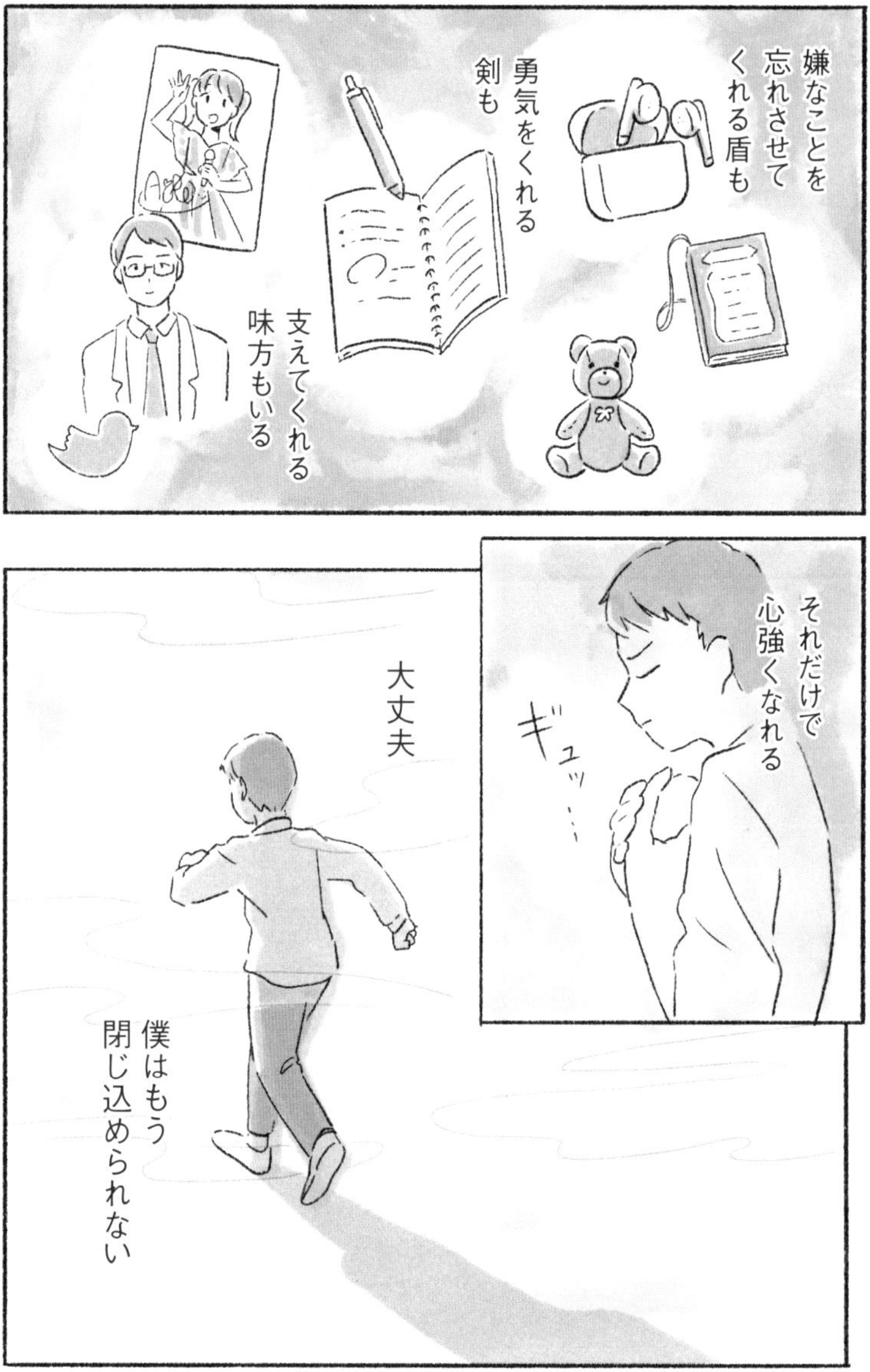
嫌なことを忘れさせてくれる盾も
勇気をくれる剣も
支えてくれる味方もいる
それだけで心強くなれる
ギュッ…
大丈夫
僕はもう閉じ込められない

人は、生きている限り、ストレスと無縁ではいられません。クラスが変わっても学校が変わっても嫌な人は必ずいるし、やりたくないなぁと思うことをさせられることも必ずあります。

大人になってもそれは続きます。

ストレスを受けないに越したことはないのですが、どうにも避けては通れない場合、あるいは不意に訪れる場合もあります。そんな時に体や心のしんどい状態を少しでもやわらげるスキルを手に入れましょう。

スキル
1
セルフモニタリング
「できごと」そして「自分」を観察してみよう

●頭の中のぐるぐるをいったん外に出す

つらい時やしんどい時、まずは頭の中のぐるぐるした考えや、自分自身を苦しめている「できごと」をよく見て、その正体を探ってみましょう。そしてどんなものが出てきたのか、紙に書き出してみましょう。手元に書くものがなければ、スマホやタブレットでもＯＫです。

必ず書いて「見える化」し、頭の中だけで完結させないことがポイントです。

いったん外に取り出す（これを外在化《がいざいか》といいます）ことが大事です。

外に取り出すことで、自分を苦しめていたものから少し距離をとることができ、冷静に眺めることができるからです。

この方法は、認知行動療法において「セルフモニタリング」と呼ばれるもので、その名の通り「自己を観察すること」です。〝ストレスを感じている自分を、少し離れたところから眺めている自分〟を想像してみてください。そこから実際の自分に起きていることを「ほうほう」と観察するようなイメージです。

頭がぐるぐるしたり、心がモヤモヤする時は、とにかく書き出すことを習慣にしましょう。思い立ったらすぐに書けるように、自分観察用のノートを作るのもおすすめです。

●事実と感情を分けるのがポイント

書く時には、「できごと」と「自分に起きたこと（気持ち／考え／体／行動）」を分けて書くのがポイントです。

もしかしたら、胸の辺りで「ズーン」とした黒い感じがしていたり、頭の中に灰色のモヤモヤがあったりするだけかもしれない。最初はとても曖昧《あいまい》なものかもしれない。なかなか言葉にならない重たい感じかもしれない。それでも大丈夫。

「あ、こんなのが出てきているな」と、できればその曖昧なまま、どんな輪郭《りんかく》をしているのか、どんな重たさなのか、どんな冷たさなのか、どんな音や感触がするのか、よく調べてみましょう。

とはいっても、とってもしんどい時、急に「観察してみよう」「正体を探ってみよう」とは思えないものです。

だから、普段の練習が大切。逆に言うと「やってみよう」と思えた時はすばらしい！　軽いノリでまず、書くことから始めてみましょう。

たとえば、友達と廊下ですれ違って、あいさつしたけど無視された！　と思って落ち込んだ時。

書き方例

できごと	廊下を歩いていたら、前から○○ちゃんが来たからあいさつをしたが、返事が返ってこなくてそのまま歩いて行った。
気持ち	悲しい。悔しい。
考え	なんか悪いことしたかな？　怒らせちゃったのかな？　昨日のLINEが悪かった？
体	息苦しい。胸の中に冷たくて重たい塊がある感じがする。頭がぼんやりする。
行動	一直線に家に帰った。ベッドに突っ伏した。昨日のLINEをチェックしてる。

スキル2

マインドフルネス
観察したものを、眺め、味わい、手放そう

書いてみて、「あ、こんなのが出てきているな」と思ったら、それをそっと眺めてみましょう。眺めていると、「こんなことを思うなんて自分はダメだ」とか「こんなふうに思って情けない」とか、自分に追い討ちをかけたくなるかもしれません。その考えも含めて、「あ、これも出てきたなあ〜」と眺めてみましょう。

「もうやめたい」とか「こんなことしてどうなるんだ」とかの考えが出てきた時にも、「……という考えが出てきた〜」と眺めて味わってみましょう。

たとえば、自分が海になって、自分の気持ちや考えや体の感触が、ポ

コポコと浮かぶ泡のようなイメージだったり、頭の中がお風呂の水面で、湯気が浮かぶように気持ちや考えが浮かんで消えていくイメージを持ったりすると、やりやすいかもしれません。

浮かんできたものをよく見て、こんなのがあるんだなあ、へえ〜、とまるで他人事のように観察して、消えていくまで見守ります。だんだんと、荒ぶっていた気持ちが落ち着いていくのが体感できます（注1）。

こんなふうに、**「自分の『今・ここ』の体験に気づきを向け、それらを判断したり評価したりすることなく、そのまま眺めたり受け止めたりすること**（注2）」をマインドフルネスといいます。「今・ここ」に集中することで、まわりのできごとにまどわされなくなり、不安やストレスが軽くなったり、集中力が高まったりすることが医学的にも証明されています。マインドフルネスについては、いろいろな本が出ています。興味のある人はそちらも参考にしてください。

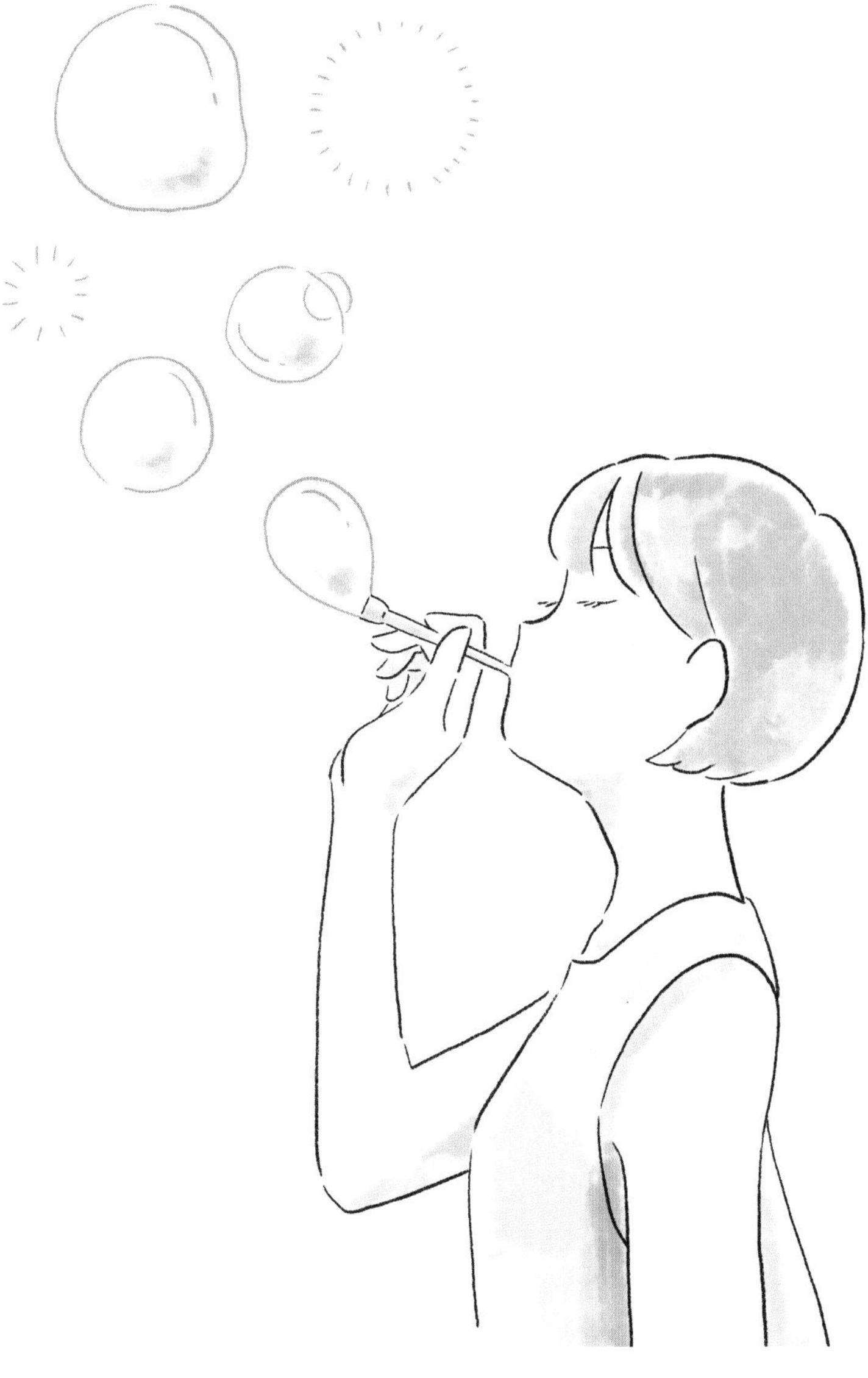

スキル 3

PCOP（ピーコップ）「心のお助けノート」を持つ

人間って、すごくつらい時は頭が働かなくなってしまい、新しい考えが浮かぶとか、ポジティブにものをとらえようということができなくなってしまいます。

だから、今から紹介する方法は、比較的元気な時にやっておきましょう。

その方法とは、あなただけの小さなノートを作ること。仮に「心のお助けノート」と名づけましょう（あなたの好きな名前をつけてもＯＫ）。

このノートには、心が危機に陥《おちい》った時にすぐに役に立つ情報を、あなた自身が書き込んでおきます。それをいつも肌身離さず持ち歩いて、ちょっとしたときに見返すことを習慣にします。

そして、何かつらいことがあった時は、「いつものあれを見返そう！」と、このノートを取り出してほしいのです。いつものようにぱらぱらと見返すと、心が和《なご》んだり、元気がわいてきたり。そこには落ち込んだ時に気分を上げるための方法が書かれています。どうしてもダメなときに連絡できる、緊急連絡先も記載してあります。そんなお助けノートを作っておくのです。

この方法はＰＣＯＰ（ピーコップ：Psychological Crisis Coping Plan）というもので、日本語では「心理的危機対応プラン」と呼ばれています。これはアメリカの臨床心理学者、クレイグ・Ｊ・ブライアン博士が米国軍人の心のケアのために開発した、Crisis Response Plan（ＣＲＰ）という心理療法が元になっています。ＣＲＰを実施した軍人は実施しなかった軍人と比べ、自殺未遂が76％減ったという結果が出ています（注3）。

評論家の荻上チキさんとともに、ブライアン博士に許可を得て、CRPを翻訳して日本人向けにアレンジし、親しみやすくPCOPと名付けました。ぜひみなさんに役立ててほしいと思っています。

PCOPの理論を使って作る「心のお助けノート」は、いわば心の防災グッズのようなもの。ポイントは、心が元気な時に作っておくことです。すでに述べたように、すごく落ち込んでいる時は、頭が固まってしまって、何も考えられなくなるからです。

あらかじめ用意して時々見返すことを習慣化すれば、頭がフリーズした時でも、無理なく自分がラクになるための行動ができます。

「ストップいじめ！ナビ」のｗｅｂサイトから「ＰＣＯＰ」のリーフレット（ＰＤＦ版）を無料でダウンロードできます。

https://stopijime.org/

●3ステップで作るお助けノート

作り方はとても簡単。次の3つのステップで完了です。

ステップ1 **道具を用意する**
ステップ2 **5つの項目を書く**
ステップ3 **どれか一つを試してみる**

これだけです。

お助けノートは、
・いつも持ち歩く
・時々取り出して見直す
ことを習慣にしてください。そして、緊急時には、すぐにお助けノートを見て、危険回避のための行動をとってください。

まさに避難訓練・緊急避難と同じですね。
では次に、作り方を順番に説明していきましょう。

ステップ1　道具を用意する

道具といっても、ノートとペンを用意するだけです。ノートは、できれば常に持ち歩けるコンパクトなものがいいでしょう。愛着がわく、お気に入りの色やデザインのものがベストです。スマホのメモ機能を利用してもＯＫです。

ステップ2　5つの項目を記入する

次の５つの項目を書きます。

①**警告サイン**
②**コーピングレパートリー**

③生きる理由
④サポーター
⑤緊急連絡先

①～⑤で具体的に何を書くかはあとで説明します。②のコーピングレパートリーとは、落ち込んだ自分を自分でケアする方法のこと。これも詳しくはあとで述べます。

ステップ3　どれか一つを試してみる

「理解している」と「できる」には大きな差があります。ノートを作ったら、それで終わりではなく、中に書かれていることのうち、一つでもいいから実行しましょう。これについても、詳しくはあとで述べます。

●お助けノートを実際に作ってみる

①警告サイン

警告サインとは、あなたがものすごくつらいと思う時や、心の状態がヤバいという時のサインのことです。このサインが出たら、即、お助けノートを見なければ！　自分を守るための行動をしなければ！　という合図になります。

その気持ちが起こる時のきっかけは何ですか？　心や体ではどんなことが起きていますか？　具体的な心や体の状況を書き出しておきます。

なぜこれをするかというと、本当につらい時は、つら過ぎて、逆にその感情にふたをしたり、なかったことにしようとしたりする気持ちが働くからです。自分で自分がつらいとわからなければ、対策を打つこともできません。

だから、比較的元気な時に、「こういう状況の時は、自分がすごくつらいと感じている時だ」ということを書いておいて、**警告サインが出た時にはすぐ対処できるようにしておきます。**

たとえば、心に現れる警告サインとしては、

「自分はダメだ、自分なんていないほうがいいんだという考えが止まらない」

「後悔することばかり思い浮かぶ」

「不安や落ち込み、恐怖などマイナスな感情が止まらない」

などがあります。

体に現れる警告サインとしては

「呼吸が苦しい」

「体の震えが止まらない」

「涙が止まらない」

「自分を傷つけるような行為をしてしまう」

などがあります。

状況では、

「特定の友達（先生）を見かけた時」

「親とけんかをした時」

「夜、一人で部屋にいる時」

などです。思いつく限り、書き出してみましょう。

これらのサインが現れた時には、このあとで説明する、「②コーピングレパートリー」を使って気持ちを静めたり、「③生きる理由」を思い出したり、「④サポーター」に連絡したり、「⑤緊急連絡先」に助けを求めたり、などの対策をとればいい、と覚えておいてください。

②コーピングレパートリー

ストレスを感じた時、心が不安な時に、気持ちを落ち着かせるために深呼吸をしたり、何か別のことを考えて忘れようとしたことはありますか？　それで少しの間でも心が落ち着いた、役に立ったと感じた方法はどんなことですか？　こんなふうに、**自分で自分の気持ちをコントロールするための行動をリストにしたものが、「コーピングレパートリー」です。**

こうやったら気がまぎれた、元気になったという方法を、心が元気なうちにたくさんリストアップしてお助けノートに書いておくと、いざという時にさっと取り出して実行でき、とことん落ち込む前に気分を上げることができます。

落ち込んでいる時に急に思い出すのは難しいから、先にリストを作っておくのです。

たとえば、お気に入りのぬいぐるみを抱きしめる、買い物に出かける、公園を散歩する、スイーツを食べる、アロマを焚《た》く、楽しかった頃のアルバムを見る……など、いろいろありますよね。

まったく心に余裕がない、体の震えが止まらないなどの緊急時には、

・10秒間息を止める

・目をぎゅっとつぶって全身に力を入れ、そのあと一気に脱力する

といった方法もあります。

コーピングレパートリーは、質より量。ちょっとしたことでいいのでなるべくたくさん用意して、その時に合った方法を選びましょう。

コーピングレパートリーの具体的な例は、あとで詳しく述べます。

③生きる理由

あなたが生きる理由は何ですか？　死にたいと思った時も思いとどまったのはどうしてですか？　ひとまず死なないために、自分に声をかけ

るとしたら何と声をかけますか？

死にたいと思っている時に、死にたい理由を探すのは簡単ですが、「生きたい理由」や「死なない理由」って案外思い出せないものです。

だから、あまり落ち込んでいない元気な時に、生きる理由を書いておいて、落ち込んだ時にすぐ見られるようにしておいてほしいのです。

たとえば、ひとまず自分に声をかけるとしたら

「とりあえず明日までは生きてみよう」

「死ぬとしても今日じゃない」

「こんなことで死んでたまるか！」

「○○をやりとげるまでは死なない！」

などがあるでしょうか。

そのほか

「将来○○になりたい（そのために生きる）」

といった、夢を描くのでもいいですし、もっと軽く、

「プリンを食べたい！」

「思いっきりゲームをしたい！」

などでもＯＫ。生きる勇気がわいてくる言葉であれば、何でもいいのです。

④サポーター

サポーターは、あなたがつらい時にサポートしてくれそうな人のことです。頭に思い浮かべた時に、少しでも孤独感が晴れる人、一緒にいると心が和《なご》んだり元気をもらえる人、何でも否定せずに聴いてくれる人、嫌なことを忘れさせてくれる人はいますか？　一人に限定しなくて大丈夫です。むしろ何人かいたほうがいいでしょう。

すでに亡くなっている人でも、ペットやぬいぐるみでもかまいません。

家族や友人、部活の先輩、ちょっとした知り合い、好きなアニメのキャラクター、よく行くコンビニの店員さん、身近な人でなくても、アイドルとか推《お》しメン（キャラ）などでもいいでしょう。写真があるなら、ノートに貼っておくと、よりイメージがわいていいでしょう。

連絡先がわかる人であれば、リストに名前や連絡先も記入しておきます。連絡先を書いたからといって、必ず連絡するわけではないかもしれません。でも、**これだけ相談できる人がいる、と思うだけで安心感がわいてきます。**

もし、連絡したからといって、今落ち込んでいること、死にたいと思っていることまで必ずしも言う必要はありません。ちょっと声が聞きたかったと言うだけでもいいのです。

⑤緊急連絡先

本当に心がつらい時、専門家に頼るのは悪いことではありません。むしろ積極的に頼っていいのです。

通院している医療機関やカウンセリング機関がある場合は、その電話番号を書いておきましょう。行ったことがなくても近くに救急外来の病院があればその連絡先を書いておきます。

「119に電話」も書いておきましょう。そのくらい書かなくても知っている、と思うかもしれませんが、119に電話するのは案外勇気がいるものだし、緊急時に限って思いつかなかったりします。書いておけば、心のハードルが一つ少なくなります。

そのほか、次のような公的な相談窓口もあります。どれか一つでもリストに書いておきましょう。

相談窓口

- こころの健康相談統一ダイヤル
  0570－064－556
  （相談対応の曜日・時間は都道府県によって異なるので調べておくといいでしょう）

- よりそいホットライン
  0120－279－338（24時間対応）

- いのちの電話
  0570－783－556（午前10時～午後10時）

- LINE相談窓口「生きづらびっと」
  ID検索　@yorisoi-chat

- こころのほっとチャット　～SNS相談～
  ID検索　@kokorohotchat

- 児童相談所虐待対応ダイヤル189（いちはやく）

- 厚生労働省
  「困った時の相談方法・窓口」
  https://www.mhlw.go.jp/mamorouyokokoro/soudan/

- 厚生労働省
  「こころもメンテしよう」
  https://www.mhlw.go.jp/kokoro/youth/

- NPO法人ストップいじめ！ナビ
  こども・保護者向け相談窓口情報
  https://stopijime.org/

- 警察庁「ヤング・テレホン・コーナー」
  https://www.npa.go.jp/bureau/safetylife/syonen/soudan.html

さて、ここまででお助けノートは完成です。次はステップ3の「どれか一つを試してみる」に進みます。

お助けノートを使ってみる

ステップ2で記入した5つの項目をざっとながめてみましょう。「これ、やってみようかな」と目に留まったものはありますか？　あればそれを実際に試してみましょう。

まずは、「②コーピングレパートリー」に書いた、リストの中からどれか一つを選んで試してみましょう。たとえば、「お気に入りのぬいぐるみを抱きしめてみる」というのを実際にやってみて、心が癒《いや》されたなら、その感覚を覚えておきましょう。

次に、「③生きる理由」に書いた項目の中から一つを選んでみましょう。たとえば「いつかこの家を出て、一人暮らしをする」であれば、どうしてそれを書いたのか、書いた時の気持ちを振り返ってみたり、そうなった日のことを思い浮かべてみましょう。自分で好ましいと思うイメージをどんどん膨《ふく》らませてみましょう。思い浮かべている時の、幸せだなあという気持ちを覚えておいてください。

次は、「④サポーター」です。ここに書かれた人の顔を一人ひとり思い浮かべてみてください。「なつかしいな」「あったかいな」「安心できるな」「話してみたいな」、そんな言葉が浮んでくるような人であれば、完璧です。思い浮かべるだけでもいいですが、「話したいな」と思ったら、電話をしてみたりＬＩＮＥでメッセージを送ってもいいと思います。

⑤の緊急連絡先は、まだ使う必要はないかもしれませんが、いざという時はここに相談すればいいんだな、ということを改めて確認しておきましょう。それだけでも安心感が得られるのではないでしょうか。

そんなふうに、どれか一つでも二つでも実行してみてください。そうすれば、いざ、しんどい、助けがほしい、と思った時に、すぐに行動にうつせます。前に実行してみて「いいな」と思った感覚を覚えていれば、より実行しやすくなるでしょう。

もし、やってみてしっくりこなければ、どこを変えれば使う気になれるかなと考えて、改善してみましょう。

お助けノート

警告サイン

- 過食や嘔吐した時
- 気圧が低い時
- ふと死にたいと思う時

生きる理由

- 今生きているのは、おまけ。余生
- 昨日の自分より成長していればそれでOK
- まわりに味方はいる
- 死んだら悲しみそうな人がいる

サポーター

- 私、○○さん、□□くん、合気道、メッソン、(その他、アイドル、著名人などの名前も)

緊急連絡先

- △△クリニック(http://www.～)
- ◎◎カウンセリングルーム(abc@XXXXX)
- 心の健康相談統一ダイヤル 0570-064-556
- 119番

コーピング

[行動]
- 生きる理由をもう一回読む
- 息を止める
- サポーターを思い浮かべる
- 筋トレ
- 服を整理して片づける
- パーティー料理を検索する

[考え方]
- 嫌だなと思う人には反対されるくらいがちょうどいい
- もともと弱いのにここまでやってきて上出来
- どうせ悩むんだから、新しい方が面白い

お助けノートは、スマホのメモ帳を利用しても。これは筆者のメモ帳から一部を抜粋したもの。

●コーピングレパートリーを充実させる

お助けノートの中でもとくに大事なのは、②コーピングレパートリーです。コーピングレパートリーは、つらい時、イライラする時、生きていくのが嫌になった時、自分で自分の気持ちを落ち着かせるための特効薬になります。

ちょっと細かい話ですが、コーピングレパートリーには、

「行動コーピング」＝体を動かしたり何か行動を起こす

「認知コーピング」＝考え方やとらえ方を変える

という二つの方法があります。どちらか自分がしっくりくる方法を選べばいいと思います。もちろん両方でもかまいません。

たとえば、「行動コーピング」には、

息を止める・（梱包材《こんぽうざい》の）プチプチをつぶす・トイレにこもる・氷を

握る・人がいるところに出かける（マンガ喫茶、公園、カフェ、映画館など）・深呼吸をする・映画やテレビ番組を観る・音楽を聴く・本を読む・歌う・ペットと遊ぶ・散歩に行く・運動をする・温かいお風呂に入る・シャワーを浴びる・祈《いの》る・パズルをする・家族や友人からの手紙やメールを読む・好きな食べ物を食べる

などがあります。

「認知コーピング」は、

・「今から後悔しても仕方がない」とあきらめる
・「ま、いいか」と状況を受け入れる
・「あなたはよくがんばってる」と自分をほめる
・「いろいろ大変だったね」と、自分をねぎらう
・「私のせいじゃないし」と、人のせいにする
・「つらかったけどこれは私が成長するために必要だったんだ」とポ

ジティブに考えてみる

などがあります。

「え、そんなことでもいいの？」というような、簡単なものでもかまいません。前にも言いましたが、コーピングレパートリーは質よりも量が大事なのです。

コーピングレパートリーは、時々試してみて、効果がないな、と思うものははずします。**効果があるものだけを残し、新しい方法を思いついたら書き加えて、常に更新しておきましょう。**

いろいろなパターンをレパートリーに入れておくと、こっちがダメならあっちがあるさ、と気持ちに余裕ができます。

ちなみに私は、よく使うコーピングレパートリーを、「オリジナルコーピングセット」としてスマホに記し、いつも持ち歩いています。

本書で初公開しますので、ぜひ参考にしてください。

■いつでも、どこでもできる
・息を止める（10秒くらい）
・とりあえず祈る
・サポーターを思い浮かべる

■ちょっと時間があるとき
・セルフモニタリングをして、紙に書き出す（132ページを参照）
・猫を飼うことについて考える
・You Can't Stop the Beat（Nikki Blonsky／映画「Hairspray」より）の曲を聴いて気分を上げる
・東京事変の「透明人間」を歌う

・カフェでチャイティーラテを飲む

■頭の中の工夫

・背中がペリペリあいて脱皮するイメージをする
・本当は昔一度死んでいて、今は余生を生きていると考える
・「私も、ほかの人と同程度には尊重されてよい」と考える
・「どうせ50年も経てばみんなだいたい死んでいる」と考える
・「人生は短いので嫌な人にかかずらわっている暇はない」と考える

次ページで紹介するのは、参考のセットです。コピーして、財布などいつも持ち歩くものに入れておくといいでしょう。自分でアレンジしてオリジナルを作ってもいいですね。

【セット1　いつでもどこでもできる】
（状況に応じて、できそうなものを選んでやってみよう）
・体中に力をグッと入れて、ふっと抜く
・深呼吸（口をすぼめて10秒間息を吐く。その間は呼吸に集中する）
・サポーターを思い浮かべる

【セット2　5分ほど一人の時間がある】
・好きな音楽を一つ聴く
・セルフモニタリングをして、紙に書き出す（132ページを参照）
・温かい飲み物を飲む
・腕立て伏せとスクワットをする

【セット3　頭の中で自分を応援する言葉】

・「相手の期待には応《こた》えなくていい」と唱《とな》える
・「人と比べなくても、昨日の自分より成長していたらそれでいい」と唱える
・「私にもいいところがある」と唱える
・「失敗は多いほうがいい、チャレンジしてるってことだから大丈夫」と唱える

※PCOPの説明については、以下を参考にしています。

『心理的危機対応プラン「PCOP」Psychological Crisis Coping Plan 日本語版リーフレット』

作成：荻上チキ（評論家、NPO 法人ストップいじめ！ナビ代表）、増田 史（精神科医）
監修：伊藤絵美（公認心理師、臨床心理士、洗足ストレスコーピング・サポートオフィス所長）、松本俊彦（精神科医、国立精神・神経医療研究センター精神保健研究所・薬物依存研究部部長）

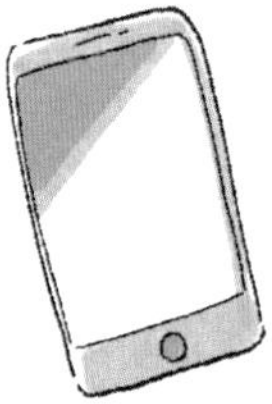

●**認知コーピングのヒント**

認知コーピングとは、考え方やとらえ方を変えることによって、しんどさをコントロールする方法でしたよね。たとえば、どんなふうに考え方を変えればいいのか、そのヒントをいくつか紹介します。

ネガティブな気持ちに襲われた時には、ぜひ思い出して、試してみてください。

①不安に思っているのが自分ではなく友達だったらと仮定して、友達にどんな声をかけるか考える

「あいさつをした友達が返事をしなかったのは、私が何か悪いことをしたからに違いない」

⬇ たまたま考え事をしていたんじゃないかな。

↓体の具合が悪かったのかも。

↓他の友達とけんかして落ち込んでぼーっとしてた可能性もあるよ。

↓実は小声で返事をしてたのかもよ。

②ポジティブな人を想像し、その人ならどう解釈するかと考えてみる

「クラスで誰も私に話しかけてこないのは、私が嫌われているからだ」

↓ステキすぎて緊張しちゃうんじゃない？

↓孤高《ここう》の人だと思われてるんじゃない？

↓賢そうで、話しかけたらじゃまになるんじゃ……？って思われたんじゃない？

↓私なんかが話しかけていいのかしら？って恐縮してるんじゃない？

COLUMN

ほかにもこんなコーピング

行動コーピング

「これさえやれば完璧！」という強烈なものを１つ持つよりも、「少しは効くかも」程度のコーピングをたくさん持つのがポイント！

好きなDVDを見返す／コミックを読み返す／おもしろ動画を見る／きれいな写真集を見る／お菓子を食べてひたすらゴロゴロする／粘土をこねる／塗り絵をする／ビーズ細工を作る／編み物をする／メイクの練習をする／ありったけの服でコーディネートを考える／本棚の本を並べ替える／引き出しの中をきれいにする／筋トレをする／歩いたことのない道を歩いてみる ……

認知コーピング

考え方・とらえ方を変える、あきらめる、問題を受け入れる、自分をほめる・励ます言葉をたくさん持っておこう！

「このくらいですんでよかった」「いい経験になった」「今はどうしようもない」「この件は忘れる方向で……」「ま、いっか」「こんなこともある」「何があっても○○だけは味方」「なるようにしかならない」「次はがんばろう」「ここまでできただけでもエライじゃん」「がんばりすぎだよ、少し休んだら？」「私は私が大好きだよ！」

第4章
SOSを出すスキル

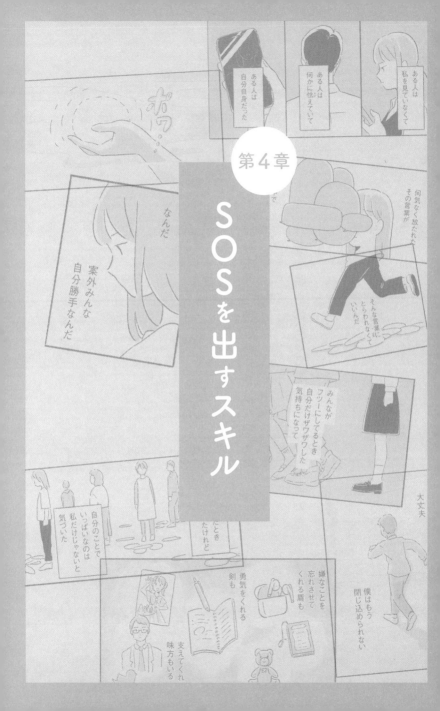

スキル1

自分以外の誰かにSOSを出す

●まずは身近な人に相談する

つらいできごとを書き出して（セルフモニタリング）、冷静に観察してみたり（マインドフルネス）、PCOP《ピーコップ》を試してみたけれど、それだけでは解決できない、もういっぱいいっぱい、という時は、がまんしないで誰かに相談しましょう。**誰かにSOSを出すってとても大事です。**

さて、誰に相談するかですが、お助けノートの④でサポーターリストを作りましたね、その中で実際に連絡が取れる人がいれば、連絡してみましょう。無理に相談する必要はなく、「元気？」などのあいさつだけでもかまいません。直接連絡することに抵抗を感じる場合は、頭の中でサポーターを想像して、相談してみてもいいでしょう。たとえば推しのキャラクターがいる場合には、頭の中で話しかけてみるのもいいかもしれません。ぬいぐるみに実際に話しかけるのもいいですね。

相談したときに「え？　そんなことで？」という反応をされたらへこみますよね。でも「こんなことで悩む自分はおかしいんだ」と考えなくて大丈夫。「今は私とは相性が良くないんだな」くらいに考えて、次を探しましょう。見下されたり、説教されたり、怒られたりしても同じです。

いいなと思う人にたどり着くまで何人か（五人くらい）かかるかもしれません。途中で心が折れるかもしれません。良い人だと思っても、いざ相談してみるとしっくりこないかもしれません。でも、問題と向き合って、解決を求めて真剣に道を探し始めたら、問題を理解してくれる良い人に巡《めぐ》り会えたということはよくあります。ネバーギブアップ！

●保健室やスクールカウンセラーを利用する

身近な人で、どうしてもピンとくる人がいなければ、学校の保健室、スクールカウンセラー、あるいは学生相談室や保健管理センターに相談するという方法もあります。学校によっては対応する時間が限られている場合もあるかもしれませんが、相談ができそうならぜひ利用してみましょう。親も一緒に、あるいは親だけでも利用できることがあります。

面談は、なるべく事前に予約しておくと落ち着いて話ができますが、どうしても急にしんどくなった時や急ぎの相談がある時は、担当の先生が常駐していればふらっと訪れてみてもいいかもしれません（調子のいい時に「ふらっと訪れていいか」を確認しておくと互いに安心です）。

●児童相談所・家庭児童相談室に相談する

18歳未満の子どもに関わるあらゆる相談事を聞いてくれる機関として、児童相談所と、家庭児童相談室があります。児童相談所は都道府県の機関で、家庭児童相談室は市区町村の機関です。

家庭児童相談室（家児相《かじそう》）は、もっとも身近な相談機関であり、子どもも本人はもちろん、親などの家族や知り合い、近所の人など、誰でも相談することができます。相談員は育児経験のある人や保育士、社会福祉士などで、悩みを聞いて、しかるべき機関につないでくれます。

児童相談所（児相《じそう》）も、子どもに関するあらゆる悩みの相談窓口です。相談員は、児童福祉司、児童心理司などの専門家です。

家児相も児相も、実際は親（大人）からの相談が多いですが、子どもからの相談も聴いてくれます。親から虐待を受けている、親が心身を病んでいてその看病のために勉強や学校生活に支障をきたしている、生活に困っている、いじめに悩んでいる、学校に行きたくない、毎日がつらいなど、幅広い相談を受け付けています。どんなことでも遠慮せず、まず相談してみましょう。相談は無料で、プライバシーは堅く守られています。嫌なら名前を無理に言わなくてもかまいません。

相談だけでなく、必要に応じて、医師やケースワーカーなど、適切な機関や専門家につないでくれることも家児相や児相の仕事です。ＤＶ（家庭内暴力）を受けているなど、親から離して保護する必要がある場合は、一時保護所で一時的に子どもを預かることもあります。

連絡先は、各都道府県、市区町村のホームページに記載されています。虐待など、緊急を要する場合は１８９（いちはやく）に電話連絡すると、管轄の児童相談所につながります。

警察に相談してみる

警察庁では、「ヤング・テレホン・コーナー」（151、223ページ参照）という相談窓口を開設し、24時間、未成年だけでなく、親からの相談も受け付けています。

対応してくれるのは、警察勤務の、臨床心理士など資格をもったカウンセラーです。いじめにあっている、スマホやネットでトラブルにあった、親との関係に悩んでいる、非行に関わってしまったなどの悩みに対応してくれます。

でも、電話をするとどんなことを聞かれるのか、ちょっと不安ですよね。埼玉県警察少年サポートセンターに聞いたところ、「悩みの内容、困ったこと、こういうふうになったらいいなという希望などを丁寧に聞きます。その上で、心配事をクリアするためにはどうしたらいいか、できるだけ本人の希望に沿った解決法を探ります」とのこと。

親から暴力を受けている、ひどいいじめを受けているなど、心身に危険があると判断した場合は、警察署や関係機関と連携して対応を考えてくれます。

「話をするだけでも気持ちが整理できることもあります。一人で抱え込まず、気軽に相談してほしい」とのこと。怖がらずに電話をしてみましょう。

スキル2

外のコミュニティに仲間を見つける

●居場所がたくさんあると安心！

学校や家庭など、狭いコミュニティだけが自分の居場所になってしまうと、何かトラブルがあっても逃げ場がなくなり、つらくなってしまいます。

コミュニティに所属していると親密さを感じる反面、嫌なことがあっても抜けられない。仲間に入れないのは自分の方が悪いのだと自分を追い詰めてしまうこともあります。

このような状況を予防するためにも、家庭と学校以外のコミュニティを複数見つけておくことをおすすめします。塾や習い事の教室でもいいし、趣味のサークルとか、ライブコンサートで知り合った仲間とか、何かしら外の世界を開拓しましょう。

幸い、今はインターネットで簡単に外の世界とつながれます。大人はネットの恐ろしさを強調するかもしれませんが、正しい知識を持って使えば、自分に合ったコミュニティを見つけるのに非常に便利です。

ここがダメならあっちがあるさ、と思える自分でいると気がラクです。

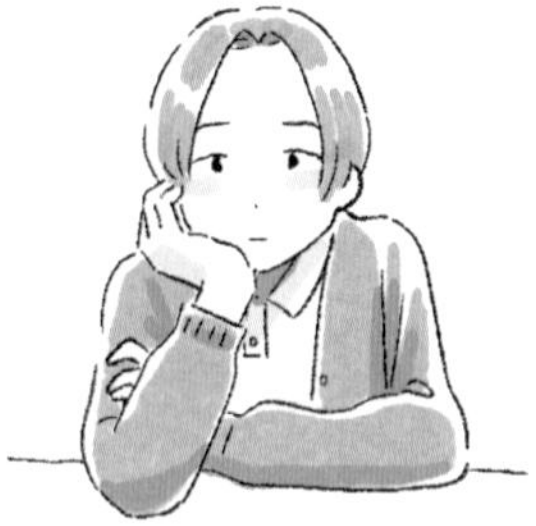

スキル3

専門医に相談する

●体にサインが出れば小児科・内科へ

人に相談しても解決しない、**どうしてもしんどくて耐えられないという場合、もしかしたら、何か病気が隠れているかもしれません。**

自分の手には負えないな、と思った時は、専門医に相談しましょう。

思春期に起こりやすい精神疾患は少なくありません。主なものに、統《とう》合失調症《ごうしっちょうしょう》、双極性障害《そうきょくせいしょうがい》、うつ病、摂食障害《せっしょくしょうがい》などがあります（このほかにもあります）。自分で病気かどうかを判断するのは難しいですが、まず体にサインが現れることが多いです。だるくてやる気が出ない、頭痛がする、腹痛がする、それが長く続く場合は、**一度は小児科や内科を訪ね、体の病気がないか医師に診《み》てもらいましょう。**貧血や甲状腺《こうじょうせん》の異常など体の病気が隠れていると「やる気が出ない」という状態になります。

　小児科で検査をしてもらって、体には問題がなければ、うつ病など心の病気の可能性があります。やる気が出なくてベッドから出られないよう

統合失調症	幻覚や妄想、意欲の低下などの症状があります。人にいやがらせをされていると思い込む「被害妄想」も総合失調症の症状の1つです。100人に1人程度がかかるといわれ、特に思春期に起こりやすい精神疾患です。
うつ病	気分障害の1つ。いつも気分が落ち込んでいる、何をしても楽しく感じられない、眠れない、食欲がないなどの症状があり、日常生活に支障があるほどの状態になります。
双極性障害	うつ病と同様、気分障害の1つ。うつ病とは違って、うつ状態（無気力）と躁《そう》状態（活発になる）を交互に繰り返します。躁うつ病といわれることもあります。
摂食障害	食に関する行動の異常による病気です。やせているのに自分は太っていると思って食べられなくなる「神経性やせ症」や、短時間で大量に食べてしまう「神経性過食症」などは摂食障害のうちの1つです。

な状態が2週間以上続けば、精神科や心療内科を受診しましょう。
小児科の受診対象は「15歳まで」としているところが多いですが、小児科と内科の両方を専門にしているところは年齢に関係なく診てくれることもあります。電話などで聞いてみましょう。

〈小児科医からのメッセージ〉

小児科では、子どもの体や心にかかわる、すべてのことの相談に乗ります。まずはお話を聞いて、治療できる体の病気が隠れていないか調べるために、診察や検査をします。早くしんどさを取り除くために、精神科や心療内科の専門の先生にも一緒に診てもらった方が良いと判断した時は、そのことを患者さんに説明してから、信頼できる先生に紹介します。小児科ではその後も引き続き相談に乗りますので、安心してくださいね。

●しんどさが続けば精神科へ行こう

精神科や心療内科だけを受診しても、小児科や内科と並行して受診しても、もちろん大丈夫です。小児科や内科の先生から紹介してくれる場合もあるし、そうでなくても「精神科を受診しようと思います」と言えば紹介状を書いてくれます。万が一「気のもちようだから行かなくていいよ」と言われたら、自分で病院を探して受診しましょう。

「こんな症状で受診したら恥ずかしいのでは」と遠慮する必要はありません。「そんなことで来たの？」などという精神科医はいないはずです。もしいたら、その先生が悪いのであって、あなたが悪いのではありません。なんだか普通じゃないな、しんどいな？　と思ったら、おそれずに受診することをおすすめします。

良い病院や先生に出会うまで、時間はかかるかもしれませんが、行こう決めたらできるだけ早く受診することをすすめます。とくに精神疾患では、**治療を始めるまでの期間が短いほど、その後の経過が良好であることが知られています。**

精神科に行くのは恥ずかしいですか？

ところで、今さらですが、精神科というとどのようなイメージがあるでしょうか。「そんなところに行くのは恥ずかしい」とか「何をされるのかわからない」というイメージがあるかもしれません。

実際のところ、精神医療や精神疾患に対する偏見については枚挙《まいきょ》にいとまがありません。

1970年代までの新聞記事には「野放《のばな》し異常男」「精神病者、荒れ狂う」といった偏見を助長《じょちょう》する見出しが頻繁《ひんぱん》に使われていました（注1）。

今でも犯罪に関する報道の時には「精神疾患があったか」「精神科に通院していたか」が一緒に伝えられることがしばしばあります。

　これは、聞いている人が「ああ、精神の病気の人は、怖いことをするんだな」と思ってしまうこと（偏見をもつこと）につながります。薬物依存症の人はテレビで深々とお辞儀《じぎ》する姿ばかりが流され「自己責任」「意志の弱い人」というコメントも一緒に放送されます。本当は、つらい環境でなんとか生き延びようとした結果でもあるのに。回復する病気なのに。当事者の人や家族は本当に辛い思いをしています。偏見をもとに精神疾患をもつ人やその家族を攻撃することは、決して許されません。

「偏見をもたれるのはしかたない。それにどう考えようと人の自由でしょ」と思うかもしれません。でも精神科に対する偏見があると、自分やまわりの人が、実際に心がしんどくなった時に「精神科に行く」という選択肢が取りづらくなります。言いかえると、「精神科に行くくらいながまんしよう」と思いやすくなってしまうのです。精神疾患の多くは、早く治療をすれば早く良くなり、予後も良くなります。

精神疾患について知識があると、いざ自分やまわりの人の調子が悪くなった時にも対応しやすくなります。この本では十分に触れられませんが、図書館にも書籍があると思いますので、ぜひ参考にしてください。

なお、2022年から使われる高校の保健体育の教科書に、精神疾患の記述が40年ぶりに復活することが決定しています。「精神疾患の予防と回復」という項目が追加され、「精神疾患の予防と回復には、運動、食事、休養と睡眠のバランスが取れた生活をすること」「心身の不調に気付くことが大切であること」「病気の早期発見と、まわりの支えが必要であること」（注2）を学びます。とても大切な内容ばかりですね。

COLUMN

こんな症状があれば早急に受診を

- 夜、眠れなくなった
- ご飯を食べる量が減った、あるいはまったく食べられない
- 体重が減りつづけて月経が止まった
- これまで好きだったことができなくなった
- 全然集中できない、イライラする
- 死にたい
- 自分を傷つけてしまう
- 元気すぎて無敵状態の時と、落ち込んで動けない時が交互にくる
- 自分に命令してくる声や悪口が聞こえる
- 誰かに操られている感じがする
- 自分の考えが抜き取られたり、外から入ってきたりする感じがする
- 自分の考えがテレパシーみたいに漏れ出ていく感じがする
- 自分がとても臭い気がする
- 頭の中に嫌な言葉が出てきてそれを打ち消さないと気が済まない
- 世界に現実感がなくてベールがかかったみたいにぼんやりする

●進化する精神医療

精神医療は年々進化しています。精神疾患のメカニズムを解明するための研究や、より良い治療やケアのための研究は世界中で進んでいます。副作用が少ない薬も次々と開発され、治療ガイドラインにも反映されるようになっています。もし症状が重くて入院する場合でも、入院日数は30年前に比べて格段に短くなっており（注3）（注4）、以前よりも改善するまでの期間が短くなっていることは明らかです。

とはいえ、恥ずかしいのであまり言いたくないのですが、私自身が「死にたい」と日常的に思うようになってから病院を受診するまでに、3年かかってしまいました。「どうせ行ってもどうにもならないだろうから、自分でなんとかするしかない」と思っていたのです。へんなところが真面目なんですね。そして、とても傲慢《ごうまん》でした。

受診して初めて、自分の頭だけで考えていてはわからない方法を発見することができて、とても救われました。

私のように、精神科医でありながら、なかなか病院に行けなかったことを思うと、中高生のみなさんにはもっとハードルが高いと思います（これまで勇気を出して受診してくれたみんな、本当にありがとう）。ぜひ、精神科に対する正しい知識をもっておき、おかしいなと思ったら病院を受診してください。

精神科や心療内科ではどんなことをするの？

初診はだいたい30分から1時間程度。先に問診票を書いておくことが多いです。再診は、ずっと短くて、5分～15分程度の病院が多いです。たくさんの方が受診されるので、再診は短時間にならざるをえないのが実情です。うまく医師を活用するためには、**次に病院に行ったら聞きたいこと、言いたいことを、あらかじめメモにまとめておく**のも一案です。

メモは、あまり長くなると、診察時間内に読みきれないことがあるので、できるだけ簡潔に、箇条書《かじょうが》きなどで書くことをおすすめします。遠慮しないでどんどん質問して、医師をフルに活用してください。もちろん口頭でお話ししてもいいですよ。

●診察室ですること（初診）

①患者さんの話を聞いて、体の病気か、脳の病気か、心の不調かを見極めます。話の中から、その原因も見つけます。場合によっては心理検査や体の検査（血液検査、画像検査など）も行います。

②①の結果を受けて、今がどういう状態なのかを説明します。

③日常生活の中で観察していくこと、過ごし方で工夫すること、お薬、カウンセリングなど、どのようなケアがいいかを提案し、患者さんと一緒に考えます。

●こんな先生なら変えたほうがいい

・話を否定したり嘲笑《ちょうしょう》したりする
・現在の状況や治療方針の説明がない
・3カ月経っても改善しないが、治療方針の変更がない
・2回聞き直しても説明に納得できない
・威圧的《いあつてき》で話しづらい、質問しづらい

こんな先生だったら、その後も良い関係になることはないでしょうし、

改善もあまり期待できません。疑問をもちながら通うよりも、勇気を出して病院を変更したほうがいいでしょう。

●病院を変更する時

病院を変更する時は、まず、現在通院しているところから、紹介状をもらいましょう。医師に言いにくければ受付や看護師に伝えるといいでしょう。

納得がいかなければ、他の先生にセカンドオピニオンをもらうのは、当然の権利ですし、どんどんやっていいです。

でも、二カ所以上での並行診察はできるだけ避けたほうがいいです。どちらかに決めましょう。山の登り方が複数あるけれど、同時に二つのルートでは登れないのと同じです。

●上手な病院のかかり方

良くならなかったら「良くならない」と伝えてOK。治療法の希望もあれば伝えてOKです。

自分がネガティブな気持ちでいくと「この人（医師）、私のせいで怒ってる」と感じやすいけれど、実は怒っていないし、たとえ怒っていたとしても相手の問題ですから、あなたが気にすることはありません（120ページを参照）。

診察の時間は限られているので、どうしても聞きたいことがあればなるべく最初に言うほうがいいです。言いたいこと、聞きたいことを紙に書いて医師に渡す場合は、A4の用紙1枚に収めてあると助かります。いついつに、こういうふうな気持ちになりました。こういうふうに対処しました、と、簡潔に書きましょう。

スキル4

正しく主張する方法を知る

●子どもにも権利があることを知ろう

大人は、時々偉そうに振る舞います。ごめんなさい。でも、服従しなきゃいけないわけではないのです。それに大人にはついつい完璧を期待してしまうのですが、間違うこともあります。「なんだかこの人の言うこと、おかしいなあ」と感じたら、その気持ちを大切にして大丈夫です。

子どもとは、なんて窮屈な環境で暮らしているのだろうとつらく思うと同時に、そうなっているのは大人の責任だと痛感します。しかし正直なところ、子どもの権利を大切にすることや、子どもをリスペクトすることは、今の世の中の疲れすぎている大人にとって、結構難しいのも事実。社会全体で考えなければならない問題です。

国連が定めた「子どもの権利条約」というものがあります。これは、18歳未満の子どもの基本的人権を国際的に保障するために定められた条約で、前文と本文54条からなり、生きる権利、育つ権利、守られる権利、参加する権利が認められています。暴力から守られ健やかに育つことや、自由に意見を表す権利、子どもに関することは子ども第一で考えなければならないこと、プライバシーや名誉《めいよ》を守ることなども認められています。

「子どもの権利条約」一般原則

●生命、生存及び発達に対する権利（命を守られ成長できること）
すべての子どもの命が守られ、もって生まれた能力を十分に伸ばして成長できるよう、医療、教育、生活への支援などを受けることが保障されます。

●子どもの最善の利益（子どもにとって最もよいこと）
子どもに関することが行われる時は、「その子どもにとって最もよいこと」を第一に考えます。

●子どもの意見の尊重（意見を表明し参加できること）
子どもは自分に関係のある事柄について自由に意見を表すことができ、おとなはその意見を子どもの発達に応じて十分に考慮します。

●差別の禁止（差別のないこと）

すべての子どもは、子ども自身や親の人種、性別、意見、障がい、経済状況などどんな理由でも差別されず、条約の定めるすべての権利が保障されます。

全文はこちら▼
https://www.unicef.or.jp/about_unicef/about_rig_all.html

正しく戦える力をつけよう

子どもの権利条約にも明記されているように、子どもは守られるべき存在です。でも、さらに一歩進むとすれば、子ども自身も受け身でいるのではなく、それぞれ賢さをもってほしいと思います。

賢さといっても、学校の勉強のことではありません。大丈夫、あなたたちは、じゃまされなければそれぞれに賢いのです（そもそも学校の勉強で評価しようというのも一つの〝じゃま〟です）。

あなたは間違いなく、この世界を形作っている、大切な一人なのです。あなたの意見はとても大切なもので、決してどうでもいいものではありません。**さまざまなものごとに対して自分の意見をもつことで、世の中を変えることだってできるのです。**

なるべくなら、世の中のニュースや問題に触れ、自分なりの意見をもつようにしてみましょう。世の中には難しい問題はたくさんあるのですが、どうでもいいやとあきらめず、チャンスがあればそのつど知るようにするといいかもしれません。「意見を主張するのはカッコ悪い」と冷ややかに見たくなる気持ちもわからなくはないのですが、〝意見を主張するのがカッコ悪い派〟が増えて得をするのはあなたではなく、権力をもっている人です。**自分なりに意見をもって社会や組織に参加する姿勢をもつことで、はじめて社会や組織はあなたの存在を認識します。**そうでなければ、結局は「偉い大人」の都合のいいように使われてしまいます。大人になってからも、さらに上の誰かから、いいように使われてしまいます。そうなると、心がつぶれてしまいます。

大人から「こうしなさい」と言われるのが日常になると、あなたのほうも、「そういうものか」と当たり前に受け入れてしまうようになります。でも、「本当にそうかな？」「それって間違っていないかな？」と、自分の頭で考え、疑いをもつことも忘れないでください。そして、「自分はこう思う」と、意見をもつことを恐れないでください。

●意見をもち、上手に伝える力をつけよう

まずは小さなところからでもいいのです。お菓子がおいしかった、お店の人が親切だった、そんな時は「お客様意見箱」にお礼を書いてみましょう。良い意見を書いてくれる人はほとんどいないので、スタッフに

とってとても励《はげ》みになります。顔の見えない相手も同じ人間であることを忘れないようにしましょう。ほかにも、住んでいる市町村のパブリックコメント募集のページを見てみましょう。あなたの一言で街が変わるかもしれません。または、自分の学校の校則を見てみましょう。いわゆる〝ブラック校則〟のようなものはありませんか？　疑問に思ったら内外で仲間を集め、勇気を出して学校にぶつけるのも一つです。

自分の意見をもつことに慣れてきたら、自分を守れるような論述力、表現力、要するにプレゼン力をつけましょう。

●誰でも上手に発信できるコツ

人前で話すなんて苦手、と思うかもしれませんが、プレゼン力は生まれつきの才能ではありません。**上手な話し方には、テンプレート（型）**

があり、そのテンプレートさえ使えば、誰だって上手に話せるのです。

たとえば、ＰＲＥＰという、スピーチや論文を書く時によく使われるテンプレートがあります。ＰＲＥＰとは、Ｐ（Ｐｏｉｎｔ／結論）・Ｒ（Ｒｅａｓｏｎ／理由）・Ｅ（Ｅｘａｍｐｌｅ／具体例）・Ｐ（Ｐｏｉｎｔ／結論）のこと。これを使うと、たとえば、

Ｐ：今から●●について話します。
Ｒ：なぜなら、～（それを話したいきっかけや理由など）～だからです。
Ｅ：具体的には、３つのことを実践しました。
Ｐ：その結果、●●だということがわかりました。

といった感じです。

具体例で、「３つのことを実践しました」と言っていますが、ほかにも、「理由は３つあります」とか「ポイントは次の５つです」など、先に数を示す言い方を、ナンバリング法といい、これもわかりやすく話すテクニックの一つです。覚えておいて、ぜひ活用してください。

学校で、先生にいじめを訴《うった》えてもらちが明かなければ、この方法で教育委員会に手紙を書いて訴えてやる！　くらい思ってみてもいいですね。それも自分の身を守る重要な手段です。

それから、自分に関係のある法律だけでもいいので、法律知識をもっておきましょう。たとえば、２０２０年の４月から施行された、改正児童虐待防止法と改正児童福祉法では、しつけであっても体罰を加えてはならないことが明記されています。叩いたり、つねったりなどの体罰だけでなく、怒鳴ったり暴言を吐いたりすることも禁止されています。

また、アルバイトをするなら不当に安い賃金で働かされたりしないためにも、労働基準法や最低賃金法については知っておいてほしいです。

もし、法律を知らなかったとしても、困った時に相談できる窓口を知っておきましょう。

知っておくと便利な相談窓口

● 子どもの人権110番(法務省)
フリーダイヤル 0120－007－110

いじめや虐待など子どもの人権問題に関する専用相談電話です。

● みんなの人権110番(常設相談)
0570－003－110

最寄りの法務局・地方法務局につながります。面接または電話による相談を受け付けています。

● 子どもの人権SOS eメール
https://www.jinken.go.jp/soudan/PC_CH/0101.html

フォームにメールアドレスを入力して申し込むと、相談内容を書き込むための案内メールが届きます。

Q & A

そのしんどい悩み、
お答えします！

Q

集団行動がしんどいです

教室移動の時もトイレに行く時も、友人同士でかたまっていくのが苦痛。だらだらと時間が無駄なので、一人で行動したいのですが、仲間外れが怖くてできません。

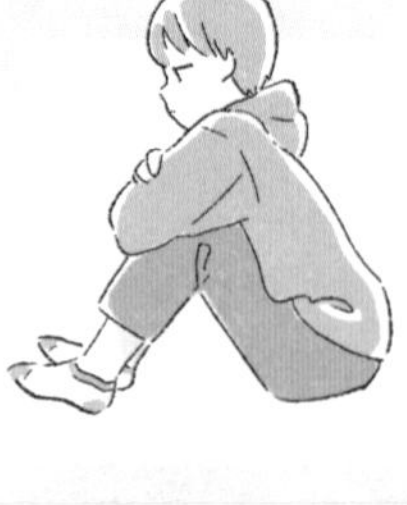

A

その時間を有効に使ってみるといいかも

なるほど。もしかしたらあまりそのグループが楽しくないのかも？ 世間体のために一緒にいるとしたら、しんどいですね。そして「相手も実はあんまり楽しくないと思っているかも……」などと考え出すと、余計しんどいですね。

その「だらだら」した時間を節約して、何かしたいことはありますか？　もし、明確にしたいことがあるならば、正直に説明して一人で行動しても、角は立たないかもしれません。

これといってやりたいことがないのであれば、その**だらだらした時間を自分なりの時間に変えても良いかも**しれませんね。こっそり筋トレするとか、前の授業の内容を思い出して復習するとか（余談ですが、記憶の定着という意味でこの復習方法は役に立ちます）。

あるいはマインドフルネスを練習する時間にするとか。そして学校以外でも気の合う友人がいないか、いつも探しておくといいと思います。そのグループにしがみつく必要がなくなれば、選択肢が増えますね。

ADVICE

「だらだら」も悪くないし、選択肢もいろいろある

Q

クラスで浮いている自分が嫌

クラスのリア充比率が高くて、オタ系・陰キャの自分は完全に浮いています。

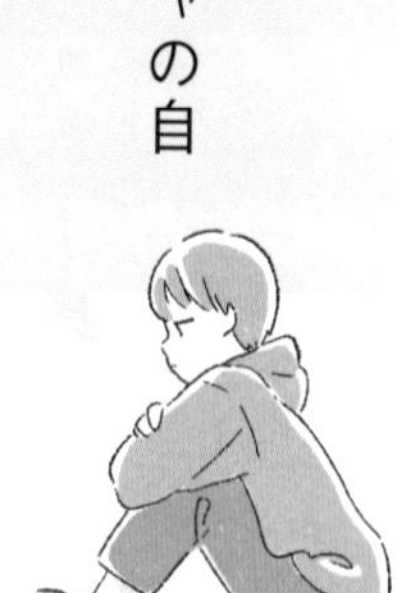

A

場の空気って案外アテにならない

オタ系、いいですね。好きなことがあるって最高です。ぜひ極めてください。独自のコミュニティで光ってください。

あなたは、無意識に「陰キャより陽キャが上」という意識をもっていて、陽キャから理不尽に攻撃されても仕方がないと思っていませんか？　当然ながら陰キャも陽キャも同じ権利をもっています。嫌なことを言われたりされたら、ちゃんと拒否して抗議してください。自分の境界線を守りましょう。

また**「場の空気」というのは主観的なもので、あまりアテになりません。**「完全に浮いている」と思ってもそれが正しいとも限りません。

「リア充」という大きなくくりで見てしまうと「なんだかみんなすごそう」と思ってしまいますが、1対1で話すと案外、きらきらして見える人も同じような悩みを抱えていたり、実はマニアックな趣味をもっているかもしれません。先入観で食わず嫌いをせず、話してみてもいいかも。逆に陰キャ同士だって、気が合わない人は合わないですよね。

個人的には「人は基本的にわかり合えない、たまにわかり合える」くらいに思っておくほうが気がラクだと思います。

ADVICE

「浮いている感覚」はアテにならない
陰キャで引け目を感じる必要はない

パートナーが自分以外の人と話すのがムカつく

交際しているパートナーが他の子と話すのを見るとムカつきます。気にしていないふりをしていますが、本当はすごく嫌でしんどいです。

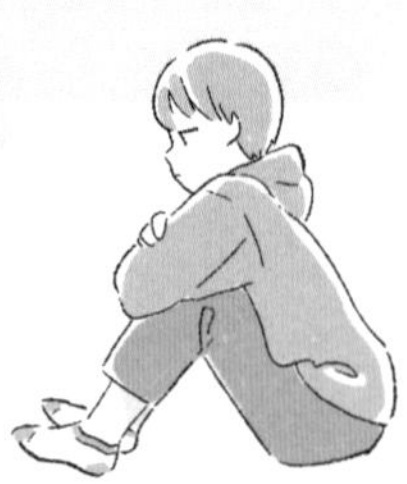

まずは、マインドフルネスや、コーピングで嫌な気持ちを手放して

すごく嫌でしんどいのに「他の子と話すのは禁止！」などとコントロールするようなことを言わないところが、とても理性的だと思います。嫉妬《しっと》がやってきたら、マインドフルネス（第3章を参照）の要領で「あ、今、嫌な気持ちになっているなあ」と手放してみるのもいいかも

しれませんね。自分の心のより所になる居場所や存在を、パートナー以外にも探しておくと、案外ラクになったりします。

嫉妬自体は自然な感情なので、怒っても泣いてもいいと思うのですが、これが「愛しているなら、嫌だって言わなくてもわかるはずだ！」という思考になってくると、余計に苦しいものです。夢を砕くようで申し訳ないのですが、愛していようがいまいが「伝えていないことは伝わっていない」ものです。「私はそういうことをされると悲しいし、やめてほしい」と伝えると、相手は意外とびっくりするかもしれません。悲しいことですが、パートナーがそれを聞くことを拒《こば》み、話し合いにならない場合は、対等な関係性にはなっていない可能性があります。

ADVICE

伝えていないことは伝わっていない

Q

やりたいことが見つかりません

何をやっても長続きせず、友達は進路を決めたのに、自分には学びたいことがありません。先生に、早く進路希望を出せと言われてしんどいです。

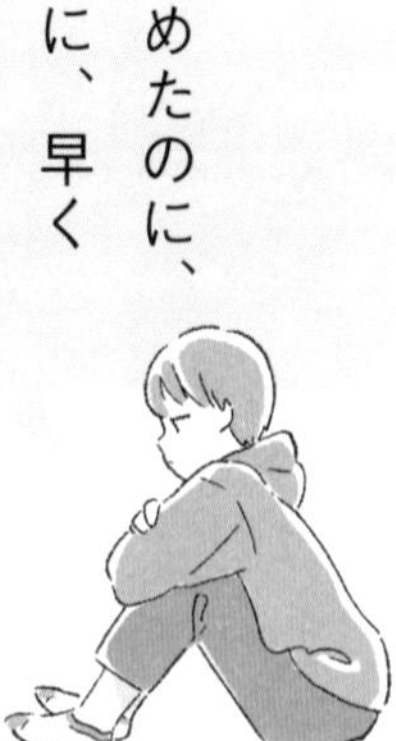

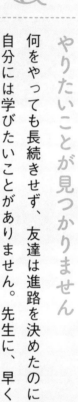

A

面白そうなほうを選択し続けるとその先に何か見えてくる

「何をやっても」ということは、これまでいろいろやってみたんですね。ナイスチャレンジです。それに、まわりに流されることなく自分の進路を考える力ももっていること、すばらしいです。

その調子でチャレンジを続けてみてください。これまで成功した時だけほめられてきたかもしれませんが、**チャレンジすることそのものに、**

とても価値があります。すでに価値あることをしているのです。

迷ったら、ひとまず面白そうなほうを選ぶといいです。チャレンジしてダメだったら撤退すればよいだけです。

毎日の選択場面で、好きなことを選ぶ練習をしましょう。どの服を着るか、何を食べるか、どのタイミングでトイレに行くか、トイレットペーパーはどのくらい取るか、あなたが「これがいいな」とビビッときたものを選んでいますよね。その感覚、大切にしてください。

ちなみに、やる気のない状態は、うつ病の一症状でもあります。もし普段の生活に支障が出るくらいにやる気のない状態が2週間以上続く場合は、病院の受診も検討してください。

ADVICE

人生は選択の連続。小さなチャレンジを積み重ねよう

学校に行けない私はわがまま？

学校に行くのがつらいです。でも、アルバイトには行けるんです。親には、「アルバイトに行けるなら学校も行けるだろう」と責められてしんどいです。

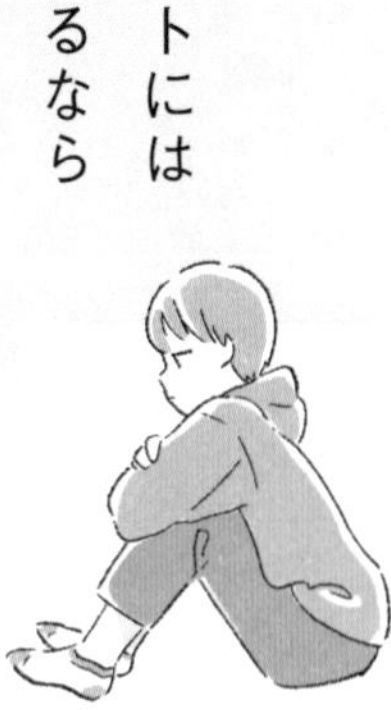

弱っている時は、ラクなほうからやってみるのは正しい選択

毎日、とてもがんばっているのですね。弱っている時、心身にかかるストレスが大きいものができなくなり、小さいものならできるというのは当然のことです。アルバイトの方が「ラクに」できるのなら、アルバイトができて学校に行けないということにも何の不思議もありません。

ここで「アルバイトはいいから学校に行け」などと言われると、途端《とたん》にどちらも行けなくなることもあります。できることから一生懸命やっているのに、サボっていると思われるとつらいですね。

同様に「学校に行かないなら家でゲームするな」と言われてしまうお子さんもいますが、大抵の場合は「学校は行けないけれど、ゲームならかろうじてできる」ような状態です。「ゲームを取り上げれば観念して学校に行くだろう」というのは残念ながら筋違いなのです。

学校が**どうしてもつらければ、助けを求めてもいいし、行かないという選択肢もありです。**もし、親に「学校に行かないと人生終わり」と言われたら、「そんなことはない」と100ページを見せて反論してください。第3章のなるべくラクに生きるスキルも参考にしてくださいね。

ADVICE

どうしてもつらければ、助けを求めるか、いっそ学校に行かないのもあり

Q 父にいじめられる母が心配

父が暴君です。ＤＶ（家庭内暴力）というほどではないですが、母がかわいそうで見ていられません。父が嫌すぎて、家を出たいと思うこともあるのですが、私がいなくなったら母はどうなるのかと心配です。

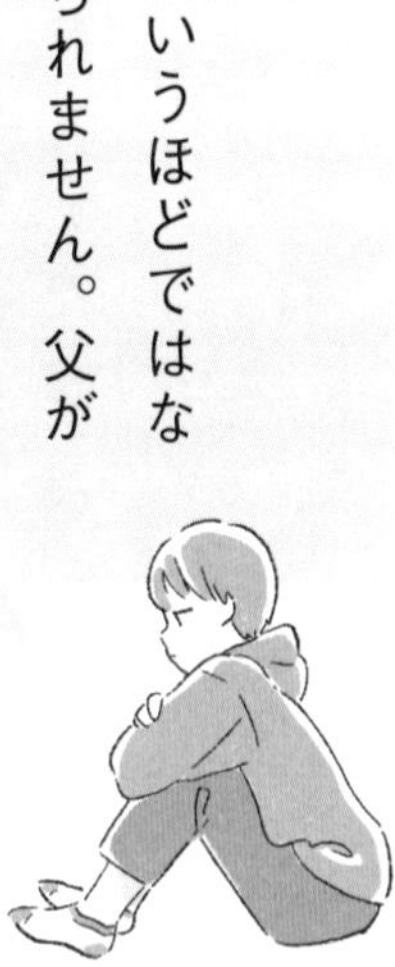

A まずは自分の安全を確保すること

大変な状況ですね。お母さんがつらい目にあっているのを見るのは、自分自身がつらい目にあうのと同じくらい、心に負担がかかることです。

「ＤＶというほどではない」とのことですが、まずは「大したことではないかも」という思いを一旦脇《わき》に置いておき、自分の心が大変な目にあっていることを認めましょう。本当によく生き延びています。

お母さんのことが心配との気持ち、よくわかります。お母さんがつらそうだと、どうにも気分が沈みますよね。でも、基本的には、お母さんのことはお母さんでなんとかしてもらう必要があります。

あなたがお母さんの生殺与奪《せいさつよだつ》（生かすか殺すか）の権利を握る必要はありませんし、できたとしてもやってはいけません（お母さんが決めることなので）。まずは自分自身の安全な環境確保を優先しましょう。

手に負えなければ、早めに家庭児童相談室や児童相談所（169ページ参照）、警察のヤング・テレホン・コーナー（151、171、223ページ参照）に相談してみましょう。

ADVICE

親のことは親にまかせて、まずは自分の安全確保を

自分の〝性〟がしんどいです

- 自分の性に違和感があってしんどいです（性自認）
- 同性に恋愛感情をもってしまいます（性的指向）
- 同時に複数の人を真剣に好きになってしまいます（性関係指向）

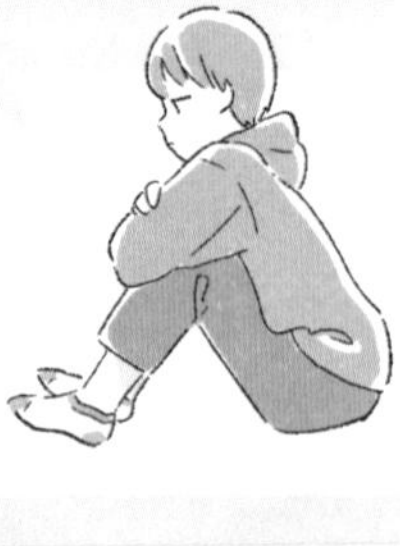

性は多様なもの。正解、不正解はありません

自分の性《せい》的《てき》嗜《し》好《こう》性《せい》はなんだか人とは違う気がする、自分はヘンなのでは？　と悩む人は意外に多いです。でも、**性とはそもそも多様なもの。正解、不正解はありません。ノーマルとかノーマルでないとかもありません。**だから、「自分はおかしいのでは」などと心配しなくても全然大

丈夫です。3つのタイプの悩み（性自認・性的指向・性関係指向）について、一つずつお答えします。

性自認について

自分の性をどう認識しているか、ということを「性自認」といいます。身体的な性別と、性自認は、必ずしも一致しません。自分の性を受け入れられる人もいれば受け入れられない人も一定数います。たとえば、成長して性的に成熟していくと、自分の体の性的な変化に違和感や不快感をもつことがあります。女の子であれば胸が膨《ふく》らんでいくことに違和感をもつ、男の子であればひげが生えてくることに嫌悪感をもよおすなどです。ほかの性になりたいと考えることもあります。

それは少しもおかしなことではありません。次のような名称があり定義もあります。つまり、**自分の性に違和感をもつ人はそれだけ多く存在するのです。**

ノンバイナリー（X《エックス》ジェンダー）

身体的な性（解剖学的な性）とは関係なく、女性・男性という枠組みを当てはめないこと。自分のことを女性とも男性とも思っていないということ。最近は、ファッションでもジェンダーレスなものが増えていますし、モノやサービスの世界でも、ノンバイナリーの人が使いやすいものが登場してきています。

シスジェンダー

生まれた時に割り当てられた体の性と、自分自身で考える性が一致していること。つまり、体も女性・心も女性、体も男性・心も男性、という人のことです。

トランスジェンダー

体の性と自分自身で考える性が一致しないこと。

性自認は、人それぞれで、どれが良い・悪いということはありません。

また、同じ人の中でも一生の中で変化することはあります。自分ではっきりとわからず、迷っている状態の人もいます。

性的指向について

性的指向とは、恋愛やセックスの対象がどういう相手に向かうか、ということ。恋愛感情や性的関心の持ち方、方向性もさまざまです。この表に示したもの以外にも、いろいろな分け方があります。性的指向にも、どれが良い・悪いということはありません。

アセクシュアル（エイセクシュアル、Ace《エース》ともいう）	男性や女性を含むすべての性の人に対して、性的関心が低い（ない）、または性的魅力を感じないこと。恋愛の話題に関心が持てず、つらい思いをすることがあります。
バイセクシュアル	男性・女性の両方に対して性的魅力を感じること。

パンセクシュアル

男性・女性だけでなくXジェンダーも含め、すべての性の人に対して性的魅力を感じること。「パン」とはギリシャ語で「すべて」の意味。

ヘテロセクシュアル

自分自身と別の性に対して性的魅力を感じること。男性が女性を、女性が男性を好きになること。

レズビアン

性自認が女性で、性的指向が女性であること。女性が女性を好きになること。

ゲイ

性自認が男性で、性的指向が男性であること。男性が男性を好きになること。

LGBTQ《エル ジー ビー ティー キュー》という言葉をみなさんも聞いたことがあるでしょう。レズビアン、ゲイ、バイセクシュアル、トランスジェンダー、クエスチョニング（特定の枠に属さない人、わからない人）の頭文字をとった言葉です。LGBTQは、性的マイノリティともいわれていますが、ある調査によれば、日本では10％の人がLGBTQと自認しているという結果が出ています（注1）。カミングアウトする人も増えていて、今後もさらに増えていくとも指摘されています。

性関係指向について

同時に複数のパートナーと交際するというあり方も、性の多様性の一つです。

ポリアモリー

すべてのパートナーの合意を得た上で複数のパートナーと交際するスタイルのことをいいます。

モノガミー

1対1で交際するスタイルです。

日本での疫学《えきがく》調査はまだありませんが、2020年の米国の調査では11%の人がこれまでにポリアモラスな関係（パートナー全員の合意を得た上で複数の恋愛関係を結ぶ）をもったことがあるそうです（注2）。

もし、自分の性に違和感を覚えたり、自分の性的指向や性関係指向が「普通」とは違うと感じ、それを悩んでいるのだとしたら、SNSなどでコミュニティを探してみることをおすすめします。決して、自分のような人間は特殊でもなくヘンでもないことがわかるはず。自分の世界を広げることにもなるでしょう。

また、自分はシスジェンダーだ、ヘテロセクシュアルだ、モノガミーだという人も、ほかの指向性について知っておくことは重要です。**知識は偏見と戦う武器です**。それに、自分自身も一生同じ状態が続くとは限らず、ある時、突然、自分の性に違和感を覚えることがあり得ます。その時にも、あらかじめ知識があればうろたえずに選択肢を広げることができます。

何度も言いますが、性は多様です。まだまだ研究途上の分野であり、これまで述べた分け方ではうまく当てはまらないという人もいると思います。呼び方や意味、区別もこれから変わるかもしれません。

少なくとも、自分とは異なる指向の人のことを、マイノリティーだとか、ヘンだという考え方はなくしてほしい。むしろ、あなたのクラスとか、友達のグループの中にいてもおかしくない、くらいに考えてほしいです。もっと理解が進んで、「へえ〜、そうなんだ。教えてくれてありがとう！」と言い合える世の中に早くなってほしいと願っています。

ADVICE

性は多様で正解はない。
あなたと同じ人は世界にたくさんいます

おわりに

「おわりに」まで読んでくれてありがとうございます。

もしこの最後のページから読んだ人がいれば、まず第３章の「お助けノート（ＰＣＯＰ《ピーコップ》）」を作ることだけでもやってみてください。これは海外で研究成果が出ているものを日本版にアレンジしているものです。よかったら、ここだけでもやってみてください。

今（２０２１年６月）、いろいろあってかなり落ち込んでいます。でもこの本に書いたように、これまでいろんな人に相談させてもらったり、お助けノート（ＰＣＯＰ）を作って見返す練習をしていたりしたおかげか、そこまで死にたいとも思わずにすんでいます。

この本に書いてあることは完璧なものではなく、ただのヒントです。ここから先、どんなナイスチャレンジをするかは、あなたの手にかかっています。失敗の数は、チャレンジの数。もしやってみてうまくいったことがあったら、ぜひ教えてください。Twitterハッシュタグ「#しんどいときのコーピング」で投稿してもらえれば、みんなで見ることができます。

この本は私の力でできたのではありません。私のまとまらない話の道筋をつけ、いつも励ましてくれた、いしぷろの石井栄子さん、繊細であたたかく希望にあふれたイラストを描いてくださった水元さきのさん、デザイナーの前田淳二さん、そしてどこからか私を見つけてきてくださったナツメ出版企画編集部の田丸智子さん、スタッフのみなさん、ありがとうございました。

何よりも、これまで私と出会ってくれた子どもたち、それから〝元〟子どもたちに、お礼を言いたいです。本当に、ありがとう。

すべての子どもたちと、〝元〟子どもたちが、愉快《ゆかい》でいられますように。

増田 史

参考文献・参考資料

第1章 （注1）Nixon CL. Current perspectives: the impact of cyberbullying on adolescent health. Adolesc Health Med Ther. 2014 Aug 1;5:143-58.

第2章 （注1）Davies, C., Knuiman, M., & Rosenberg, M. (2016). The art of being mentally healthy: a study to quantify the relationship between recreational arts engagement and mental well-being in the general population. BMC public health, 16, 15.

（注2）文部科学省『令和元年度 児童生徒の問題行動・不登校等生徒指導上の諸課題に関する調査結果』

（注3）日本財団不登校傾向にある子どもの実態調査 2018.12.12
https://www.nippon-foundation.or.jp/who/news/information/2018/20181212-6917.html

（注4）憲法の出典：e-GOV法令検索
https://elaws.e-gov.go.jp/document?lawid=321CONSTITUTION

（注5）文部科学省 昭和22年教育基本法制定時の規定の概要
第４条（義務教育）
https://www.mext.go.jp/b_menu/kihon/about/004/a004_04.htm

（注6）「不登校に関する実態調査」～平成18年度不登校生徒に関する追跡調査報告書～（概要版）
https://www.mext.go.jp/a_menu/shotou/seitoshidou/1349956.htm

（注7）https://learning.nspcc.org.uk/research-resources/briefings/preventing-abuse-positions-of-trust/

（注8）https://www.justice.gc.ca/eng/rp-pr/other-autre/clp/faq.html

第３章 （注1）「自分でできるスキーマ療法ワークブック」Book1
（葉っぱのエクササイズやうんこのワークなど、気分や感情を「観察して、手放す」ためのワークが多数掲載されています）

（注2）「セルフケアの道具箱」伊藤絵美　P.134より

（注3）Bryan, C. J., Mintz, J., Clemans, T. A., Leeson, B., Burch, T. S., Williams, S. R., ... & Rudd, M. D. (2017b). Effect of crisis response planning vs. contracts for safety on suicide risk in US Army Soldiers: A randomized clinical trial. Journal of Affective Disorders, 212, 6

第４章 （注1）Maria Yamanaka and Yasuko Morinaga. Prejudice against people with mental disorders: Cognition, emotions, and social distance. Department of Psychology (2017) Hiroshima University, 17

（注2）高等学校学習指導要領（平成30年告示）解説　保健体育編
体育編　平成30年7月　文部科学省、一部改変
（注3）厚生労働省「病院報告」より
（注3）厚生労働省「最近の精神保健医療福祉施策の動向について」
平成30年より
2019年度報告書「精神障害当事者の家族に対する差別や
偏見に関する実態把握全国調査 」

Q & A　（注1）「LGBT意識行動調査2019」株式会社LGBT総合研究所
（博報堂ＤＹグループ）
https://jibun-rashiku.jp/column/column-1210
（注2）Rubel, A. N., & Burleigh, T. J. (2020). Counting polyamorists who count: Prevalence and definitions of an under-researched form of consensual nonmonogamy. Sexualities, 23(1-2), 3-27.

悩み相談 連絡先一覧

- こころの健康相談統一ダイヤル
  0570-064-556
  （相談対応の曜日・時間は都道府県によって異なる）
- よりそいホットライン
  0120-279-338（24時間対応）
- いのちの電話
  0570-783-556（午前10時～午後10時）
- LINE相談窓口「生きづらびっと」
  ID検索 @yorisoi-chat
- こころのほっとチャット　～SNS相談～
  ID検索 @kokorohotchat
- 児童相談所
  電話189（いちはやく）
- 厚生労働省
  「困った時の相談方法・窓口」
  https://www.mhlw.go.jp/mamorouyokokoro/soudan/
- 厚生労働省
  「こころもメンテしよう」
  https://www.mhlw.go.jp/kokoro/youth/
- NPO法人ストップいじめ！ナビ
  https://stopijime.org/
- 警察庁
  「ヤング・テレホン・コーナー」
  https://www.npa.go.jp/bureau/safetylife/syonen/soudan.html

● 著者

増田 史（ますだ・ふみ）

精神科医、医学博士。2010年に滋賀医科大学医学部卒業後、初期研修を経て、2012年に滋賀医科大学精神医学講座に入局。脳波を用いた脳機能研究に取り組んでいたが、徐々にうつ状態となり、精神科を受診。適応障害と診断される。休職やカウンセリングで少しずつ回復し、今も回復途上。2021年より滋賀医科大学精神科助教。脳機能研究や児童思春期を中心とした臨床を行うほか、精神疾患に対するスティグマ（偏見）解消にも取り組んでいる。２児の母。出産と育児、また仕事との両立は「想像をはるかに超えてしんどい」。

● スタッフ

編集協力／いしぷろ（石井栄子）
デザイン／前田淳二
校正／丸山顕応
漫画・イラスト／水元さきの
編集担当／ナツメ出版企画株式会社（田丸智子）

本書に関するお問い合わせは、書名・発行日・該当ページを明記の上、下記のいずれかの方法にてお送りください。電話でのお問い合わせはお受けしておりません。
・ナツメ社webサイトの問い合わせフォーム
　https://www.natsume.co.jp/contact
・FAX（03-3291-1305）
・郵送（下記、ナツメ出版企画株式会社宛て）
なお、回答までに日にちをいただく場合があります。正誤のお問い合わせ以外の書籍内容に関する解説・個別の相談は行っておりません。あらかじめご了承ください。

10代《だい》から知《し》っておきたいメンタルケア
しんどい時《とき》の自分《じぶん》の守《まも》り方《かた》

ナツメ社Webサイト
https://www.natsume.co.jp
書籍の最新情報（正誤情報を含む）はナツメ社Webサイトをご覧ください。

2021年９月１日　初版発行
2024年８月１日　第４刷発行

著　者　増田《ますだ》　史《ふみ》
発行者　田村正隆

発行所　株式会社ナツメ社
東京都千代田区神田神保町1-52ナツメ社ビル1F（〒101-0051）
電話　03（3291）1257（代表）　FAX　03（3291）5761
振替　00130-1-58661
制　作　ナツメ出版企画株式会社
東京都千代田区神田神保町1-52ナツメ社ビル3F（〒101-0051）
電話　03（3295）3921（代表）
印刷所　広研印刷株式会社
ISBN978-4-8163-7077-9
Printed in Japan